Cornelia Mallet

Akute homöopathische Schmerztherapie

Ein Leitfaden für homöopathische Praktiker

Sati-Verlag

Hinweis

Die Information und Ratschläge in diesem Buch wurden von der Autorin mit größtmöglicher Sorgfalt erstellt und überprüft. Eine Garantie für ihre fachliche Richtigkeit, Vollständigkeit und Aktualität kann nicht übernommen werden. Eine Haftung des Autors und des Verlags für Personen-, Sach- und Vermögensschäden ist ausgeschlossen. Weder die Autorin noch der Verlag können für eventuelle Nachteile oder Schäden, die aus dem im Buch gegebenen Hinweisen resultieren, eine Haftung übernehmen.

Bibliografische Information der Deutschen Nationalbibliothek:
Die Deutsche Nationalbibliothek verzeichnet diese Publikation in der Deutschen Nationalbibliografie; detaillierte bibliografische Daten sind im Internet über http://dnb.dnb.de abrufbar.

Umschlaggestaltung: Lan Ngô, Bremen

Foto: viperagp (fotolia.com)

Herstellung: BoD – Books on Demand, Norderstedt

ISBN: 978-3-944013-53-4

Inhaltsverzeichnis

Dank

Ich möchte Beate Helm danken, dass sie mich dazu ermunterte, dieses vorliegende Werk zu veröffentlichen und herauszugeben. Beate Helm hat immer in entscheidenden Momenten meinen homöopathischen Weg gekreuzt, so dass u.a. auch dieses Thema „Akute homöopathische Schmerztherapie" in Seminarform weitergegeben werden konnte.
Vielen Dank auch an Lydia Heymann, sie war die erste, die mich bat, dieses Thema an ihrer Schule zu unterrichten.
Weiterhin möchte ich mich bei Andrea Hohn bedanken, die mich beim Schreiben sehr unterstützte.
Mein besonderer Dank gilt meinen Lehrern Georgos Vithoulkas, Rajan Sankaran, Alok Pareek, Mahesh Gandhi, Henny Heudens-Mast, Jan Scholten und vielen weiteren wunderbaren Lehrern, inklusive meinen Seminarteilnehmern und Patienten.
Schließlich und endlich danke ich meinem Mann Elmar Mallet, meiner Tochter Katharina und meinem Vater für ihre Unterstützung und Ermutigung.

Vorwort der Verfasserin

Sehr verehrte Leser und Anwender,

ja, es ist möglich mit homöopathischen Mitteln Schmerzen zu lindern.

Dieses Buch befasst sich in erster Linie mit den körperlichen Schmerzen, die natürlich unweigerlich auch die Emotionen und die Psyche des Patienten beeinträchtigen. Wenn der körperliche Schmerz gelindert ist, geht es der Psyche des Patienten meist gleich besser.

Jede Verletzung und jeder Schmerz ist verbunden mit einem Schock, oder schockähnlichem Zustand, wobei das sensible Gleichgewicht, die Homöostase, gestört wird. Dies findet zuerst auf biochemischer Ebene statt, indem Enzyme, Katalysatoren, Neurotransmitter oder Hormone bemüht sind, wieder in Balance zu kommen. Selbst durch Einbringen fremder Proteine (Impfungen, Insektenstiche, Bakterientoxine und –zerfallsprodukte) wird dieses sensible Gleichgewicht gestört und die Immunität geschwächt, sogar eine körperliche Erkrankung ausgelöst bis hin zu einer emotionalen Erkrankung.

Das Thema Homöopathische Schmerztherapie wendet sich an alle medizinischen Berufsgruppen.

Nicht nur jede naturheilkundlich versierte Mutter weiß inzwischen um die erstaunlich schnelle Wirkung zum Beispiel von Chamomilla, wenn ihr Kind zahnend vor Schmerzen schreit, oder die hervorragende Wirkung von Apis, wenn das Kind von einer Wespe gestochen wurde.

Viele verblüffte Patienten, denen ich nach einer Zahnextraktion zu Arnica riet, stellten wohlwollend fest, dass sie keine Schmerztabletten brauchten und der Heilungsprozess rasant fortschritt.

Ich könnte eine Vielzahl von weiteren Fällen berichten, das würde jedoch den Rahmen dieses Nachschlagewerks sprengen. Ich beschränke mich im nächsten Kapitel auf einen Fall von einem fast kollabierenden jungen Mann mit Pfeifferschen Drüsenfieber, der Dank der Homöopathie seine berstenden Kopfschmerzen loswurde, unglaublich schnell wieder zu Kräften kam und seine Lebenskraft wiedergewann.

Haben Sie Mut, Homöopathie bei Schmerzen und im Notfall anzuwenden.

Im akuten Fall sprechen und zeigen die Symptome des Patienten das akute homöopathische Schmerzmittel eindeutig an. Insofern können Sie die hier in diesem Buch angegebenen Vorschläge 1:1 übernehmen.

Im chronischen Fall jedoch bedarf es einer ganz genauen homöopathischen Anamnese, woraufhin der Homöopath das sogenannte „Konstitutionsmittel“ nach den Regeln und Gesetzmäßigkeiten der Klassischen Homöopathie verschreibt.

Dies soll nur dem langjährig erfahrenen Homöopathen vorbehalten bleiben.

Während der Mittelfindung bei chronischen Fällen eruiert der Homöopath während einer mindestens 2-stündigen Anamnese genau die Dynamik des Patienten, die ihn dann zum Simile (dem ähnlichen Mittel) führt, was die Erkrankung in der Tiefe, also an der Wurzel erreicht und sich auflösen kann.

In chronischen Fällen arbeitet der Homöopath keineswegs symptomatisch. Das wäre eine unterdrückende Maßnahme und entspricht nicht einer ganzheitlichen Heilung.

Während bei einer akuten Verschreibung das homöopathische Schmerzmittel innerhalb von Sekunden wirken kann, sowohl bei niedrigen, als auch bei hohen Potenzen, entfaltet sich die Wirkung des homöopathischen Mittels bei einer chronischen Verschreibung innerhalb von Tagen und Wochen, sogar Monaten.

Hier beschränken wir uns auf akute Schmerzfälle und nicht auf die Behandlung chronischer Pathologien.

Es soll nicht sein, dass ein Patient chronische Kopfschmerzen hat, und der Anwender dieses Buches behandelt fortwährend mit akuten Mitteln für Kopfschmerzen.

Bei akuten Schmerzen, ausgelöst durch Unfall, Verletzung, chirurgische Eingriffe usw. verändern sich die Symptome des Patienten, woraufhin der Anwender dann akut behandelt. In diesen Fällen übernehmen die akuten Symptome die gesamte Dynamik des Patienten, so dass der Patient erst einmal durch das akute homöopathische Mittel gestärkt werden muss.

Hahnemann selbst befürwortet in §67, Organon die Palliation in Notfällen.

Insofern machen Sie keinen Fehler, akute Fälle auch akut zu behandeln.

Dieses Buch erhebt keinen Anspruch auf Vollständigkeit. Die Möglichkeit einer Hilfe durch weitere homöopathische Mittel ist unendlich.

Tengling, den 13. April 2015

Cornelia Mallet

Fall:
Jugendlicher 16 Jahre, extrem starke Kopfschmerzen während Pfeifferschem Drüsenfieber

Am 27. März 2009 wurde ein 16-jähriger Junge von seiner Mutter in meine Praxis gebracht. Er konnte nicht mehr aufrecht gehen und stöhnte vor Kopfschmerzen.

Ärztlich diagnostiziert wurde eine Mononukleose durch Epstein-Barr-Viren mit Verdacht auf Neuroborreliose.

Anamnese des Kinderkrankenhauses

Vor 3 Wochen Kopfschmerzen rechts temporal. Im Tagesverlauf zunehmend. Zusätzlich einmal erbrochen mit Geräuschempfindlichkeit. Nach ca. 1,5 Wochen dann Schüttelfrost ohne Fieber. Vom 11.03. bis 13.03. stationär. Dort unauffälliges Blutbild und EEG. Erhöhte Leberwerte. Seit dem 14.03. zusätzlich epigastrische Bauchschmerzen. Seit dem 15.03. Temperaturen bis 39,5°C. Jetzt rezidivierend Fieber und Kopfschmerzen. EBV Serologie positiv sowie Nachweis von Borrelien IgG und IgM Banden. Stationäre Einweisung bei EBV Infektion und zum Ausschluss einer Neuroborreliose.

Der Untersuchungsbefund bestätigte die eindeutigen Symptome eines EBV. Neurologie war unauffällig, kein Anhalt auf Meningismus, Liquorstatus auch unauffällig, ansonsten klinisch und sonographisch eine Hepatosplenomegalie, vereinbar mit EBV.

Die stationäre Aufnahme erfolgte bei EBV Infektion und bei Verdacht auf Neuroborreliose. Während der ersten stationären Tage äußerte der Patient Kopfschmerzen und Schwindelgefühl sowie starke Halsschmerzen, welche im Verlauf nachließen. Außerdem hatte der Patient Durchfälle, welche mit Infektodiarrhstop behandelt wurden und auch Schmerzmedikation wurde angewandt. Eine Lumbalpunktion wurde durchgeführt, der Status zeigte keine Pleozytose. Die Borrelienserologie war noch ausstehend, wobei bei positivem Befund eine erneute Aufnahme zur i.v. antibiotischen Behandlung vorgesehen wurde.

Das waren die Fakten, mit denen der Patient in meiner Praxis erschien.

Nach persönlicher Befragung äußerte er sich folgendermaßen:

- Mein Kopf tut extrem weh.
- Schmerzen sind besser im Liegen.
- Die Schmerzen erstrecken sich von den Muskeln der HWS bis zu den Schläfen hoch.
- Alles verursacht Schwindel und Übelkeit.
- Es sind höllische Schmerzen.
- Es drückt wie eine Entzündung von hinten hoch.
- Es ist so ein Drücken.
- Ein Druck im Kopf, als ob er platzen würde.
- Der Kopf ist voller Druck.
- Es fühlt sich an wie Hochdruck im Kopf.
- Der Kopf fühlt sich wie aufgeblasen an,
- wie ein Luftballon, der am Platzen ist.
- So eine Spannung im Kopf
- Druck auf den Augen, > durch das Schließen der Augen
- Schwindel < beim Aufstehen
- Mir ist schwarz vor den Augen und Punkte vor den Augen.
- Übelkeit: ein flaues Gefühl im Magen – einfach schlecht.
- Gewichtsabnahme von 8 kg seit Beginn der Erkrankung.
- Momentan 37,5°C Fieber

- Zu Beginn der Erkrankung hatte er Fieber, Erbrechen, Augenbrennen und Kopfweh.
- Kopfschmerzen schon seit 3 Wochen
- Nach 1 Woche kam das Fieber hinzu.
- Der Kopf fühlt sich an, als ob das Gehirn eingedrückt wäre.
- Beim Neigen des Kopfes schmerzt der Kopf unerträglich,
- als ob kein Gehirnwasser mehr im Kopf wäre,
- als ob es im Gehirn rumrutschen und reiben würde.
- Das Gehirn tut weh, als ob es hin und her rollen würde.

Im Anschluss an die Fallaufnahme verabreichte ich 2 Globuli Muriaticum acidum C 200 und der Patient nahm das Mittel zu Hause noch verkleppert. Sowohl Muriaticum acidum in C 30 als auch C 200 brachten schon eine leichte Besserung. Nach Muriaticum acidum C 1000 verkleppert verschwanden die Kopfschmerzen nach kürzester Zeit gänzlich. Innerhalb einer Woche war der Patient vollkommen genesen, fand seine Lebenskraft wieder und nahm wieder an Gewicht zu. Nach 2 Wochen fuhr der Patient wieder Mountain-Bike, entgegen meiner und der Empfehlung des Arztes.

Die Antibiotika-Behandlung wegen Verdacht auf Neuroborreliose erübrigte sich.

Die Computer-Repertorisation ergab in Radar 10 im Allgemeinen Teil:

Mononukleose: calen.carc.influ.mur-ac.ph-ac

Die Beschreibung von Muriaticum acidum bei Kopfschmerzen bei Armin Seideneder: Mitteldetails der homöopathischen Arzneimittel, Materia Medica synthetica lautet:

- *Kopfschmerzen, betäubende*
- *Druck auf den Scheitel, Trübsichtigkeit, flaues Gefühl, unregelmäßig erscheinend, Unbehaglichkeit nach den Mahlzeiten...*
- *Dumpfheit in der Stirn*

- *Als sei das Gehirn von einer Hand gepackt*
- *Stoßendes, ruckweises Reißen in den Hälften des Hinterkopfes, bis in die Stirn*
- *Stechende Kopfschmerzen*
- *Schweregefühl im Hinterkopf, mit ziehenden Stichen daran, zum Nacken hin; Geschwulst einer bei Berührung schmerzenden Nackendrüse und Schwere und Schwindel im Kopf, mit Düsterheit der Augen; gleichzeitig betrunkenes Gefühl*
- *Als wäre das Gehirn zerrissen oder zertrümmert*
- *Hinterkopfschmerz mit herabgesetzter Sehkraft; < durch Augenanstrengung*
- *Entfernte Geräusche (Reden) verursachen Kopfschmerzen.*
- *< durch Aufstehen und Bewegen der Augen*

  usw.

Das Bild des Patienten und die akute Symptomatik entsprachen dem Bild von Muriaticum acidum.

Organon der Heilkunst

(Auszug der Paragraphen §67, §73, §76, §92, §93)

Auch Samuel Hahnemann, der Begründer der Homöopathie, empfahl eine Palliation in Notfällen. Dies beweisen die folgenden Paragraphen des Organons, 6. Auflage von Hahnemann.

§67

Diese aus Natur und Erfahrung sich von selbst darbietenden, unwidersprechlichen Wahrheiten, erklären uns den hülfreichen Vorgang bei homöopathischen Heilungen, so wie sie auf der andern Seite die Verkehrtheit der antipathischen und palliativen Behandlung der Krankheiten, mit entgegengesetzt wirkenden Arzneien darthun.

Hier befürwortet Hahnemann Palliation nur in Notfällen.
Der Vorgang der homöopathischen Heilung erklärt sich also aus den Wahrheiten der Natur und aus Erfahrungen.

Andererseits zeigen sie (die Natur und Erfahrungen), wie verkehrt die antipathische und palliative Behandlung mit entgegengesetzt wirkenden Arzneien ist.

Eine antipathische und palliative Behandlung (mit entgegengesetzt wirkenden Arzneien) ist in akuten Notfällen erlaubt und zweckmäßig. Zum Beispiel bei Ersticken, Erfrieren usw., hier liegt keine Krankheit vor, sondern es ist nur eine Hemmung der eigentlich gesunden Lebenskraft zu beseitigen.

Die antipathische und palliative Behandlung ist nur in äußerst dringenden Fällen, wenn Lebensgefahr droht und für das Wirken des homöopathischen Mittels keine Zeit (oft nur Minuten) bleibt, erlaubt und auch zweckmäßig.

Eine homöopathische Arznei ist auch dann passend, wenn einzelne Symptome dem Krankheitsfall nicht entsprechen, aber das Charakteristische übereinstimmend ist.

§73

Was die acuten Krankheiten betrifft, so sind sie theils solche, die den einzelnen Menschen befallen auf ***Veranlassung*** *von Schädlichkeiten, denen gerade dieser Mensch insbesondere ausgesetzt war. Ausschweifungen in Genüssen, oder ihre Entbehrung, physische heftige Eindrücke, Erkältungen, Erhitzungen, Strapazen, Verheben u.s.w., oder psychische Erregungen, Affecte u.s.w., sind Veranlassung solcher acuten Fieber, im Grunde aber sind es meist nur überhingehende Aufloderungen latenter Psora, welche von selbst wieder in ihren Schlummer-Zustand zurückkehrt, wenn die acuten Krankheiten nicht allzuheftig waren und bald beseitigt wurden – theils sind es solche, welche einige Menschen zugleich hie und dort (****sporadisch****) befallen auf Veranlassung meteorischer oder tellurischer Einflüsse und Schädlichkeiten, wovon krankhaft erregt zu werden, nur einige Menschen, zu derselben Zeit, Empfänglichkeit besitzen; hieran gränzen jene, welche viele Menschen aus ähnlicher Ursache unter sehr ähnlichen Beschwerden* ***epidemisch*** *ergreifen, die dann gewöhnlich, wenn sie gedrängte Massen von Menschen überziehen, ansteckend (****contagiös****) zu werden pflegen. Da entstehen Fieber, jedesmal von eigner Natur, und weil die Krankheits-Fälle gleichen Ursprungs sind, so versetzen sie auch stets die daran Erkrankten in einen gleichartigen Krankheits-Proceß, welcher jedoch, sich selbst überlassen, in einem mäßigen Zeitraume, zu Tod oder Genesung sich entscheidet. Kriegsnoth, Ueberschwemmungen und Hungersnoth sind ihre nicht seltenen Veranlassungen und Erzeugerinnen – theils sind es auf gleiche Art wiederkehrende, (daher unter einem hergebrachten Namen bekannte) eigenartige,* ***acute Miasmen****, die entweder den Menschen nur einmal im Leben befallen, wie die Menschenpocken, die Masern, der Keichhusten, das ehemalige glatte,* *hellrothe Scharlach-Fieber, des SYDENHAM, die Mumps u. s. w., oder die oft auf ziemlich ähnliche Weise wiederkehrende, levantische Pest, das gelbe Fieber der Küstenländer, die ostindische Cholera u.s.w.*

Akute Krankheiten kann man in folgende Gruppen unterteilen:

Krankheiten, die den einzelnen Menschen auf Veranlassung durch Schädlichkeiten befallen, denen dieser Mensch besonders ausgesetzt ist.
Veranlasst werden solche akuten Krankheiten durch Ausschweifungen von Genüssen oder ihre Entbehrung, heftige physische Eindrücke, Erkältungen, Erhitzungen, Strapazen, Verheben, psychische Erregungen und Affekte (Gefühlswallungen).

Meist sind dies vorübergehende Aufloderungen der latenten Psora, welche aber von selbst wieder in den Schlummerzustand zurückkehren. Vor allem dann, wenn die akute Krankheit nicht zu heftig war und schnell beseitigt wurde.

Krankheiten, die einige Menschen zugleich und sporadisch befallen durch meteorische (Lufterscheinungen und -verhältnisse betreffend) Einflüsse und tellurische (von der Erde herrührende) Einflüsse und Schädlichkeiten.

Krankheiten, die viele Menschen aus ähnlicher Ursache epidemisch befallen, wobei die Beschwerden sehr ähnlich sind.

Falls sie (dicht gedrängte) Menschenmassen „bedecken“ (überziehen), dann werden sie normalerweise ansteckend (kontagiös).

Es entstehen dabei Fieber, die jeweils typisch für die Krankheit sind.

Weil die Krankheiten den gleichen Ursprung haben, versetzen sie die daran Erkrankten in einen gleichartigen Krankheitsprozess.

Dieser Krankheitsprozess führt über einen eher kurzen Zeitraum zur Genesung oder zum Tod – wenn er sich selbst überlassen bleibt.

Häufig sind die Ursachen dieser Krankheiten Kriegsnot, Überschwemmungen und Hungersnot.

Krankheiten, die charakteristischen (eigenartigen) akuten Miasmen entspringen, die entweder auf gleiche Art wiederkehren (und unter deren herkömmlichen Namen bekannt sind) und den Menschen nur einmal im Leben befallen, wie z.B. Menschenpocken, Masern, Keuchhusten, das frühere glatte, hellrote Scharlachfieber des Sydenham und Mumps.

Die häufig auf ziemlich ähnliche Weise wiederkehrenden Krankheiten, wie z.B. levantische Pest, gelbes Fieber der Küstenländer (Gelbfieber) und die ostindische Cholera.

§76

Nur gegen natürliche Krankheiten hat uns der Allgütige Hülfe durch die Homöopathik geschenkt – aber jene, durch falsche Kunst schonungslos erzwungenen, oft jahrelangen Schwächungen (durch Blut-Verschwenden, Abmergelung durch Haarseile und Fontanelle) so wie die Verhunzungen und Verkrüppelungen des menschlichen Organisms im Innern und Aeußern durch schädliche Arzneien und zweckwirdrige Behandlungen, ***müßte*** *(bei übrigens zweckmäßiger Hülfe, gegen ein vielleicht noch im Hintergrunde liegendes, chronisches Miasm)* ***die Lebenskraft selbst wieder zurücknehmen****, wenn sie nicht schon zu sehr durch solche Unthaten geschwächt worden und mehre Jahre auf dieses ungeheure Geschäft ungestört verwenden könnte. Eine menschliche Heilkunst, zur Normalisirung jener unzähligen, von der allöopathischen Unheilkunst so oft angerichteten Innormalitäten, giebt es nicht und kann es nicht geben.*

Nur gegen natürliche Krankheiten hat uns Gott eine Hilfe durch die Homöopathie geschenkt.
Keine Hilfe gibt es gegen die oft jahrelangen Schwächungen, welche durch falsche Kunst hervorgebracht (erzwungen) werden, wie z.B.

durch Blut-Verschwenden und Auszehrungen mit Haarseilen und Fontanellen.
Auch nicht gegen die Verhunzungen (verderben, verpfuschen) und Verkrüppelungen des menschlichen Organismus (im Inneren und Äußeren) durch schädliche Arzneien und zweckwidrige Behandlungen.

Diese Schädigungen müsste (bei zweckmäßiger Hilfe gegen ein möglicherweise im Hintergrund liegendes chronisches Miasma) die Lebenskraft selbst wieder zurücknehmen, aber sie ist zu sehr durch solche Untaten schon geschwächt worden.
Außerdem müsste die Lebenskraft mehrere Jahre für diese große Aufgabe ungestört wirken können.

Eine menschliche Heilkunst zur Normalisierung dieser unzähligen Anormalitäten, welche von der allopathischen Unheilkunst so oft angerichtet werden, gibt es nicht und wird es nie geben.

§92

Ist es aber eine schnellverlaufende Krankheit, und leidet ihr dringender Zustand keinen Verzug, so muß sich der Arzt mit dem, selbst von den Arzneien geänderten Krankheitszustande begnügen, wenn er die vor dem Arzneigebrauche bemerkten Symptome nicht erfahren kann, - um wenigstens die gegenwärtige Gestalt des Uebels, das heißt, die mit der ursprünglichen Krankheit vereinigte Arzneikrankheit, welche durch die oft zweckwidrigen Mittel gewöhnlich beträchtlicher und gefährlicher als die ursprüngliche ist, und daher oft dringend eine zweckmäßige Hülfe erheischt, in ein Gesamtbild zusammenfassen und, damit der Kranke an der genommenen schädlichen Arznei nicht sterbe, mit einem passend homöopathischen Heilmittel besiegen zu können.

Arzneigebrauch in akuten Fällen:
Warten ist unmöglich.

Bei einer schnell verlaufenden Krankheit aber, wo kein Aufschub möglich ist, muss sich der Arzt mit dem von den Arzneien veränderten Krankheitszustand zufriedengeben.
Dies, sofern er die vor dem Arzneigebrauch bemerkten Symptome nicht eruieren kann.

Die gegenwärtige Krankheitsgestalt, also die mit der ursprünglichen Krankheit verbundene Arzneikrankheit, ist (durch die zweckwidrigen Mittel) oft beträchtlicher und gefährlicher als die ursprüngliche Krankheit.
Dies verlangt oft eine zweckmäßige (Anm.: homöopathische) Hilfe.

Der Arzt kann zumindest die gegenwärtige Krankheitsgestalt (mit der ursprünglichen Krankheit verbundene Arzneikrankheit) in ein Gesamtbild zusammenfassen und mit einem passenden homöopathischen Heilmittel besiegen, damit der Kranke an der eingenommenen schädlichen Arznei nicht stirbt.

§93

Ist die Krankheit seit Kurzem, oder bei einem langwierigen Uebel vor längerer Zeit durch ein merkwürdiges Ereigniß verursacht worden, so wird der Kranke – oder wenigstens die im Geheim befragten Angehörigen – es schon angeben, entweder von selbst und aus eignem Triebe oder auf eine behutsame Erkundigung.

Ist die Krankheit bei einer akuten Krankheit erst vor kurzem oder bei einem langwierigen Übel vor längerer Zeit durch ein merkwürdiges Ereignis verursacht worden, so werden dies der Kranke oder die heimlich befragten Angehörigen schon angeben.

Diese Angabe kann von selbst und aus eigenem Antrieb oder auf eine vorsichtige (behutsame) Erkundigung erfolgen.

Schmerzen im Synthesis-Repertorium

Allgemeines: Schmerz mit 566 homöopathischen Mitteln (Radar 10.5)

Schmerzen: alle 3-wertigen Mittel im Synthesis-Repertorium

- Aconitum
- Agaricus
- Alumina
- Ammonium muriaticum
- Anacardium
- Anagallis arvensis
- Angustura vera
- Apis
- Argentum metallicum
- Argentum nitricum
- Arnica
- Asa foetida
- Asarum europaeum
- Aurum metallicum
- Belladonna
- Berberis vulgaris
- Bismuthum
- Bromium
- Bryonia alba
- Calcium carbonicum
- Cantharis
- Capsicum
- Carbo vegetabilis
- Causticum
- Chamomilla

- Chelidonium
- China
- Cicuta
- Cina
- Coccolus
- Coffea
- Colchicum
- Colocynthis
- Conium
- Cyclamen
- Dioscorea
- Drosera
- Dulcamara
- Eupatorium perfoliatum
- Ferrum metallicum
- Gelsemium
- Graphites
- Hamamelis
- Hepar sulphuris
- Hyoscyamus
- Ignatia
- Ipecacuanha
- Iris versicolor
- Kalium bichromicum
- Kalium carbonicum
- Kalium sulfuricum
- Lac caninum
- Lachesis muta
- Laurocerasus
- Ledum
- Lilium tigrinum
- Lycopodium
- Magnetis poli ambo
- Menyanthes
- Mercurius solubilis

- Moschus
- Nitricum acidum
- Nux vomica
- Oleander
- Paris quadrifolia
- Petroselinum
- Phellandrium aquaticum
- Phosphoricum acidum
- Phosphorus
- Phytolacca
- Plantago major
- Platina
- Plumbum
- Prunus spinosa
- Pulsatilla
- Pyrogenium
- Ranunculus bulbosus
- Ranunculus sceleratus
- Rhododendron
- Rhus toxicodendron
- Ruta
- Sabadilla
- Sabina
- Sepia
- Silicea
- Spigelia
- Spongia
- Squilla maritima
- Stannum
- Staphisagria
- Sticta
- Sulfuricum acidum
- Sulphur
- Tarentula cubensis
- Thuja

- Valeriana officinalis
- Veratrum album
- Verbascum thapsiforme
- Zincum metallicum
- Zincum phosphoricum

Symptome und Schmerzzustände in alphabetischer Reihenfolge

Abszess
- Anthracinum
- Arnica
- Calcium sulphuricum
- Calendula
- Hepar sulfuris
- Mercurius solubilis
- Phosphorus
- Silicea
- Tarentula cubensis

Anästhesie: Komplikationen
- Aceticum acidum
- Adrenalinum
- Carbo vegetabilis
- Natrium sulphuricum (Spinalanästhesie)
- Nux vomica
- Opium

Lumbalpunktion und Spinalanästhesie: Schmerzen
- Arnica
- Hypericum
- Ledum palustre
- Natrium sulphuricum

Angina pectoris: Schmerzen

- Aconitum
- Adonis vernalis (Präkordialschmerz)
- Apis mellifica
- Argentum nitricum
- Arnica
- Arsenicum album
- Aurum foliatum
- Cactus grandiflorus
- Latrodectus mactans
- Naja tripudians
- Oxalicum acidum
- Rhus toxicodendron
- Spigelia
- Spongia tosta

Apoplexie/Schlaganfall

- Aconitum
- Anacardium
- Arnica
- Arsenicum album
- Belladonna
- Bryonia
- Cocculus
- Crotalus horridus
- Gelsemiun
- Glonoinum
- Ipecacuanha
- Lachesis
- Opium
- Spigelia

Appendizitis: Schmerzen bei akuter Appendizitis

- Belladonna
- Bryonia C10.000: „Loslassschmerz“
- Echinacea: Urtinktur bei Peritonitis
- Iris tenax

Atemnot/Dyspnoe

- Aconitum
- Antimonium tartaricum
- Belladonna
- Botulinum-Nosode
- Cicuta
- Lachesis
- Oxalicum acidum
- Spongia tosta

Atemstillstand

- Antimonium tartaricum
- Cuprum metallicum
- Curare
- Hydrocyanicum acidum
- Opium

Auge: „Blaues Auge“

- Arnica
- Ledum
- Ruta
- Staphisagria
- Symphytum

Auge: Fremdkörper im Auge

- Aconitum
- Arnica
- Bellis perennis
- Berberis vulgaris
- Coccus cacti
- Conium maculatum
- Euphrasia officinalis
- Ledum
- Senega

Auge: Verletzung

- Asarum europaeum
- Calcium sulfuricum
- Crocus sativus
- Euphrasia officinalis
- Lachesis
- Ledum
- Mezereum
- Phosphorus
- Physostigma venenosum
- Rhus toxicodendron
- Senega
- Strontium carbonicum

Bänderriss / Sehnenriss:

- Arnica
- Bellis perennis
- Calendula

Bandscheibenvorfall
- Ammonium muriaticum
- Colocynthis
- Hypericum

Bienenstich: siehe Wespenstich

Bisse: Tierbisse
- Aceticum acidum
- Apis
- Arnica
- Calendula
- Echinacea
- Hypericum
- Ledum

Bisse von Katzen und Hunden
- Belladonna
- Hypericum
- Lachesis
- Ledum
- Lyssinum

Bisse von Ratten
- Hypericum
- Ledum

Bisse: Schlangenbiss
- Echinacea
- Ledum

Bisse von Spinnen und Insekten
- Androctonus
- Apis
- Culex
- Hypericum
- Ledum
- Staphisagria
- Urtica Urens
- Vespa

Bisse: Zeckenbiss (nach Peter Alex)
Die beste Prophylaxe für ein stabiles Immunsystem ist die homöopathische Konstitutionsbehandlung.
- Am Tag des Zeckenstiches und den beiden Folgetagen je 1 Teelöffel aus einer Auflösung von 2 Globuli Ledum C 30. (2 Globuli Ledum C 30 in einem Glas Wasser auflösen und mit einem Plastiklöffel verrühren).
- Am 6. und am 12.Tag nach dem Stich je ein Teelöffel aus einer Auflösung von 2 Globuli Aurum arsenicosum C 200. Für Kinder genügt eine einmalige Gabe.

Blasenentzündung/Zystitis
- Aconitum
- Apis
- Belladonna
- Cantharis
- Dulcamara
- Lachesis
- Lycopodium
- Pulsatilla
- Sarsaparilla
- Sepia

Blitzschlag
• Crotalus horridus
• Phosphorus
• Radium bromatum

Blutungen
• Anthracinum
• Arnica
• Arsenicum album
• Arseniscum iodatum
• Bothrops lanceolatus
• Carbo animalis
• Carbo vegetabilis
• China
• Crotalus horridus
• Elaps
• Erigeron
• Ferrum-phosphoricum
• Ficus religiosa
• Hamamelis
• Ipecacuanha
• Kreosotum
• Lachesis
• Millefolium
• Phosphorus
• Sabina
• Strontium carbonicum
• Thlaspi bursa pastoris
• Trillium pendulum

Blutvergiftung/Sepsis
• Arsenicum album
• Baptisia tinctora

- Carbo vegetabilis
- Crotalus horridus
- Echinacea
- Lachesis
- Pyrogenium
- Tarentula cubensis

<u>Blutstillung</u>
- Arnica
- Calendula
- Plantago lanceolata Blätter

<u>Chemotherapie: Nebenwirkung</u>
- Arsenicum album
- Cadmium sulphuratum
- Carduus marianus D 6
- China
- Chininum sulphuricum D 6
- Ipecacuanha
- Nux moschata
- Phosphorus
- Radium bromatum
- X-Ray

<u>Darmverschluss</u>
- Arsenicum album
- Belladonna
- Bryonia alba
- Chamomilla
- Cocculus indicus
- Colchicum
- Colocynthis

- Lycopodium
- Nitricum acidum
- Nux vomica
- Opium
- Sambucus nigra
- Silicea
- Thiosinaminum
- Thuja
- Veratrum album
- Zincum metallicum

Darmverschluss, nach Operation

- Carbo-vegetabilis
- Nux-vomica
- Opium
- Stannum metallicum

Dehydration durch Flüssigkeitsverlust

- Arsenicum album
- Carbo vegetabilis
- Phosphoricum acidum
- Phosphorus
- Pulsatilla
- Veratrum album

Dekubitus

- Anthracinum
- Arnica
- Arsenicum album
- Anthracinum
- Calcium sulfuricum als Schüssler Salz
- Calendula officinalis

- Echinacea
- Fluoricum acidum
- Lachesis muta
- Muriaticum acidum
- Pyrogenium
- Secale cornutum
- Silicea terra
- Tarentula cubensis

Durchfall, Erbrechen, Übelkeit

- Arsenicum album
- Baptisia tinctora
- Cocculus
- Colocynthis
- Cuprum arsenicosum
- Ipecacuanha
- Nux-vomica
- Okoubaca D2
- Podophyllum
- Veratrum album

Dysmenorrhoe

- Colocynthis
- Dioscorea villosa
- Magnesium phosphoricum
- Thuja occidentalis

Elektrischer Schock

- Aconitum
- Arnica
- Cantharis
- Helleborus

- Nux vomica
- Opium
- Phosphorus
- Reanimation, Herzmassage

Endokarditis
- Cuprum arsenicosum

Endoskopische Eingriffe: Schmerzen
- Arnica
- Calendula

Entzündungen und Eiterungen
- Anthracinum (septische Entzündung)
- Hepar sulphuris
- Mercurius solubilis
- Silicea
- Tarentula cubensis

Epileptische Anfälle
- Cuprum metallicum
- Melilotus

Erfrierungen
- Belladonna
- Colchicum autumnale
- Hepar sulphuris
- Lachesis muta
- Magnetis polis australis
- Ruta graveolens

- Secale cornutum
- Sulphur
- Zincum metallicum

Erstickung: siehe Atemnot

Ertrinken: siehe Atemnot

Fieber
- Aconitum
- Apis
- Belladonna
- Ferrum phosphoricum
- Gelsemium
- Pyrogenium

Fieber nach Operationen
- Arnica
- Echinacea (Urtinktur)
- Pyrogenium

Frostbeulen / Perniones
- Aconitum
- Arsenicum album
- Agaricus
- Calendula
- Cantharis
- Carbo vegetabilis
- Cyclamen europaeum
- Kampferspiritus und Tamus communis Tinktur

- Nitricum acidum
- Nux vomica
- Petroleum
- Phosphorus
- Plantago major
- Pulsatilla
- Silicea
- Zincum metallicum

Gallenkolik

- Belladonna
- Berberis
- Carduus marianus
- China
- Dioscorea villosa
- Lycopodium
- Natrium sulphuricum
- Veratrum album

Gangrän

- Anthracinum
- Arsenicum album
- Echinacea Urtinktur
- Lachesis muta
- Secale cornutum
- Tarentula cubensis

Gastralgie

- Antimonium tartaricum
- Arsenicum album
- Belladonna
- Bryonia

- Euphrasia
- Cundurango
- Hyoscyamus
- Lycopodium
- Nux vomica
- Phosphorus
- Veratrum album

<u>Geschwür: siehe Ulcus</u>

<u>Glaukom nach Verletzung</u>
- Physostigma venenosum

<u>Grippale Infekte</u>
- Aconitum
- Baptisia tinctora
- Belladonna
- Camphora
- Dulcamara
- Eupatorium perfoliatum
- Ferrum phosphoricum
- Gelsemium
- Mercurius solubilis
- Rhus toxicodendron
- Ruta
- Veratrum album

<u>Hämorrhoiden</u>
- Aesculus hippocastanum
- Muriaticum acidum

Halsschmerzen/Pharyngitis/Tonsillitis

- Apis
- Argentum nitricum
- Belladonna
- Capsicum
- Euphrasia
- Hepar sulfuris
- Lac caninum
- Lachesis
- Lycopodium
- Mercurius solubilis (merc-i-r. linksseitig; merc-i-f. rechtsseitig)
- Silicea

Hautjucken/Pruritus

- Agaricus
- Apis
- Arsenicum album
- Chelidonium
- Dolichos
- Fagopyrum
- Graphites
- Lycopodium
- Mezereum
- Pulsatilla
- Rhus venenata
- Silicea
- Staphisagria
- Sulphur
- Urtica urens

Herpes zoster

- Anthracinum
- Apis mellifica

- Arsenicum album
- Hypericum
- Iris
- Kalmia latifolia
- Mercurius
- Mezereum
- Ranunculus bulbosus
- Rhus toxicodendron

Herzschmerzen mit Engegefühl
- Adonis vernalis
- Adrenalinum

Hexenschuss, siehe Ischiasschmerz

Hitzschlag
- Aconitum
- Amylenum nitrosum
- Belladonna
- Camphora
- Glonoinum
- Lachesis
- Natrium carbonicum
- Natrium sulfuricum
- Veratrum album

Hodenverletzung: siehe Verletzung Hoden

Husten
- Aconitum
- Antimonium tartaricum
- Bryonia alba
- Drosera
- Hepar sulfuris
- Rumex
- Spongia tosta
- Sticta pulmonaria

Husten: Krupp-Husten
- Aconitum
- Hepar sulfuris
- Spongia

Husten: Keuchhusten
- Drosera

Hydrothorax
- Apocynum cannabinum

Insektenstiche
- Androctonus
- Apis
- Culex
- Hypericum
- Ledum
- Staphisagria
- Urtica Urens
- Vespa

Ischiasschmerz
• Ammonium muriaticum
• Bryonia
• Cimicifuga racemosa
• Colocynthis
• Ginseng
• Iris versicolor
• Magnesium phosphoricum
• Nux vomica
• Phytolacca decandra
• Ranunculus bulbosus
• Rhus toxicodendron
• Tellurium
• Valeriana officinalis

Jucken der Haut: siehe Hautjucken

Katheterisation: Schmerzen
• Aconitum
• Arnica
• Calendula
• Camphoricum acidum
• Cantharis
• Magnesium phosphoricum
• Petroselinum sativum
• Staphisagria

Keloidbildung (nicht maligne)
• Calcium fluoratum
• Fluoricum acidum
• Silicea
• Thiosinaminum mit einer Zwischengabe von Carcinosinum

• Thuja

Knochenbrüche, wiederholte
• Calcium carbonicum
• Calcium fluoratum
• Phosphorus
• Silicea

Koliken und Schmerzen
• Colocynthis
• Dioscorea villosa
• Magnesium phosphoricum
• Stannum metallicum

Kollaps
• Arsenicum album
• Cadmium sulphuratum
• Camphora
• Carbo vegetabilis
• Carbolicum acidum
• China officinalis
• Oxalicum acidum

Kopfschmerzen
• Amylenum nitrosum
• Belladonna
• Gelsemium
• Glonoinum
• Muriaticum acidum
• Nux vomica
• Paris quadrifolia

- Pulsatilla pratensis
- Rauwolfia serpentina
- Sanguinaria canadensis
- Spigelia anthelmia
- TNT

Kopfverletzung
- Arnica
- Belladonna
- Cicuta virosa
- Curare
- Hypericum
- Natrium sulphuricum
- Opium

Kopfschmerzen nach Kopfverletzung
- Arnica
- Belladonna
- Glonoinum
- Natrium sulphuricum

Krebs: Schmerzen im Terminalstadium
Atembeschwerden
- Antimonium tartaricum
- Arsenicum album
- Carbo vegetabilis

Krebs: Fieber im Terminalstadium
- Pyrogenium

Krebs: Terminalstadium
- Radium bromatum

Krebs: Schmerzen im Terminalstadium
Aufstoßen
- Ginseng
- Kreosotum
- Magnesium phosphoricum
- Nux vomica
- Sulphuricum acidum

Krebs: Schmerzen im Terminalstadium
Jucken
- Dolichos
- Fagopyrum
- Mezereum

Krebs: Schmerzen im Terminalstadium
Übelkeit und Erbrechen
- Arsenicum album
- Bismuthum
- Cadmium sulphuratum
- Ipecacuanha
- Kreosotum
- Phosphorus

Lumbago, siehe Ischiasschmerz

Lumbalpunktion und Spinalanästhesie: Schmerzen
- Arnica
- Hypericum
- Ledum palustre
- Natrium sulphuricum

Mastoiditis
- Capsicum

Medikamente, Reaktionen
- Belladonna
- Carbo vegetabilis
- Echinacea
- Hepar sulfuris
- Lachesis
- Nux vomica
- Opium
- Pulsatilla
- X-Ray

Muskelkater
- Bellis perennis
- Bryonia
- Magnesium phosphoricum
- Rhus toxicodendron

Nackenverletzung
- Arnica
- Bryonia
- Hypericum
- Natrium sulphuricum

- Rhus toxicodendron
- Ruta
- Sticta pulmonaria (Nackensteifheit)
- Symphytum

<u>Narben</u>
- Fluoricum acidum
- Mercurius solubilis
- Phytolacca
- Silicea
- Thiosinaminum

<u>Nasenbluten</u>
- Aceticum acidum
- Arnica
- Elaps
- Ferrum phosphoricum
- Hamamelis
- Melilotus
- Phosphorus

<u>Neuralgische Schmerzen</u>
- Aconitum
- Arsenicum album
- Ignatia amara
- Mezereum
- Rhododendron chrysantum
- Spigelia anthelmia
- Zincum phosphoricum

Nierenversagen/Harnsperre
- Apis
- Cantharis
- Helleborus
- Lachesis
- Serum Anguillae

Ödeme/Wassersucht
- Apis mellifica
- Apocynum cannabinum
- Arsenicum album
- Helleborus
- Pulsatilla
- Squilla maritima
- Sulphur

Ösophagusstriktur
- Cicuta virosa
- Cundurango

Ohnmacht
- Aceticum acidum
- Alumina
- Arseniscum album
- Chamomilla
- Coca
- Coffea cruda
- Colocynthis
- Hepar sulfuris
- Moschus
- Nux moschata
- Nux vomica

• Veratrum album

Ohrenschmerzen

• Belladonna
• Chamomilla
• Ferrum phosphoricum
• Hepar sulphuris
• Lachesis
• Lycopodium
• Mercurius solubilis
• Plantago major
• Pulsatilla
• Silicea
• Sulphur

Operationen: Schmerzen

• Aconitum
• Arnica
• Arsenicum album
• Bellis perennis
• Camphora
• Carbo animalis
• Carbo vegetabilis
• Chelidonium
• China
• Digitalis
• Hypericum
• Lycopodium
• Opium
• Phosphorus
• Phytolacca
• Raphanus sativus
• Rhus toxicodendron

- Stannum metallicum
- Staphisagria
- Strontium carbonicum
- Veratrum album

Pankreatitis
- Belladonna
- Conium maculatum
- Iodum
- Iris versicolor
- Phosphorus
- Spongia tosta

Perniones: siehe Frostbeulen

Phantomschmerz (siehe Stumpfneuralgie)

Prellung/Quetschung
- Arnica
- Bellis perennis
- Conium
- Hypericum
- Kalium carbonicum
- Nitricum acidum
- Pulsatilla
- Sulphuricum acidum
- Tellurium

Pruritus: siehe Hautjucken

Radiumtherapie: Nebenwirkung

C 30 und C 200

- Cadmium iodatum
- Cadmium sulphuratum
- Calcium fluoratum
- Fluoricum acidum
- Ipecacuanha
- Phosphorus
- Radium bromatum
- X-Ray

Schlaganfall, siehe Apoplexie

Schluckauf

- Amylenum nitrosum
- Cicuta
- Cyclamen europaeum (in der Schwangerschaft)
- Ginseng
- Hyoscyamus
- Ignatia

Schluckbeschwerden

- Cuprum metallicum
- Hyoscyamus
- Lac caninum
- Nitricum acidum

Schock/Kollaps

- Aconitum
- Arnica
- Cadmium sulphuratum

- Camphora
- Carbolicum acidum
- Carbo vegetabilis (DD:Strontium-carb.)
- China officinalis
- Hydrocyanicum acidum
- Opium
- Veratrum album

Schwangerschaftsnephritis

- Cuprum arsenicosum

Sehnenschmerzen

- Bryonia alba
- Magnesium phosphoricum
- Rhus toxicodendron
- Ruta

Sehnenriss (siehe Bänderriss)

z.B. Achillessehne

- Äußerlich: Kompressen mit Calendula-Essenz
- Innerlich: Rhus-tox. C 200 oder Ruta C 200 alle 2 Stunden
- Nachbehandlung oder bei Versagen Anacardium

Sonnenbrand

- Arsenicum album
- Belladonna
- Cantharis
- Pulsatilla

Sonnenstich
• Aconitum
• Belladonna
• Gelsemium
• Glonoinum
• Melilotus
• Veratrum viride

Stumpfneuralgie/Phantomschmerz
• Allium cepa
• Arsenicum album
• Calendula
• Hypericum
• Staphisagria
Dazwischen muss das Gemüt stabilisiert werden!!!

Tonsillitis: siehe Halsschmerzen

Tennisellenbogen/Epicondylitis
• Arnica
• Bellis perennis
• Bryonia alba
• Rhus toxicodendron
• Ruta graveolens

Trigeminusneuralgie
• Spigelia anthelmia
• Verbascum thapsus aut thapsiforme

Ulcus/Geschwür
- Arsenicum album
- Arsenicum iodatum
- Asa foetida
- Carbo vegetabilis
- Hepar sulphuris
- Kalium bichromicum
- Kalium sulphuricum
- Lachesis
- Lycopodium
- Mercurius solubilis
- Nitricum acidum
- Phytolacca decandra
- Pulsatilla
- Radium bromatum
- Secale cornutum
- Silicea
- Sulphur

Urtikaria
- Apis
- Medusa
- Urtica urens

Verbrennungen
- Aconitum
- Apis
- Arsenicum album
- Cantharis
- Carbolicum acidum
- Causticum
- Graphites
- Hamamelis

- Hypericum-Öl: Wundversorgung
- Urtica dioica
- Urtica urens

Vergiftungen

- Arsenicum-album
- Botulinum-Nosode
- Carbo vegetabilis
- Nux vomica
- Pulsatilla

Vergiftungen: Verdorbene Kartoffeln

Können im Darmbereich sehr heftige Schmerzen hervorrufen und sich sogar tödlich auswirken.

- Nux vomica: erfolglose Entleerung mit schmerzhaftem Stuhldrang und After-Prolaps
- Stramonium: großes Unbehagen, der Kranke fühlt sich gezwungen, alle möglichen Bewegungen zu machen.

Vergiftung: Muscheln/Fisch/Meeresfrüchte

- Medizinische Kohle: 2 Esslöffel Kohle, 2 Esslöffel Zucker, 1 Glas warmes Wasser, hinterher aufgekochten ungefilterten schwarzen Kaffee
- Arsenicum album
- Botulinum Nosode
- Carbo vegetabilis
- Cuprum arsenicosum
- Mercurius corrosivus
- Urtica urens

Vergiftungen: Wurst und Fleisch
• Aceticum acidum
• Arsenicum album
• Bryonia
• Cuprum arsenicosum
• Pyrogenium

Verletzungen
• Haut und Muskeln: Arnica
• Nerven: Hypericum
• Verletzung der Knochenhaut: Ruta, Rhus toxicodendron
• Verletzung der Knochen: Arnica, Calendula, Symphytum
• Verletzung der Nase: Aceticum acidum
• Verletzung Ohr, Trommelfell: Tellurium

Verletzung: Achillessehne
• Anacardium

Verletzung der Bänder
• Agnus castus
• Arnica
• Carbo animalis
• Hamamelis
• Natrium muriaticum
• Phosphorus

Verletzung: „Blaues Auge"
• Arnica
• Ledum
• Ruta
• Staphisagria

- Symphytum

Verletzung: Fußgelenk

- Bellis perennis
- Ledum

Verletzung: Handgelenk

- Agnus castus
- Ammonium carbonicum
- Bellis perennis

Verletzung: Hoden

- Argentum metallicum
- Arnica
- Barium muriaticum
- Conium
- Hamamelis
- Pulsatilla
- Rhododendron chrysantum
- Zincum

Verletzung: Kniekehle

- Agnus castus
- Ammonium muriaticum

Verletzung: harte Knochentumore

- Arnica
- Calcium fluoratum
- Conium maculatum
- Hecla lava

Verletzung: Schultergelenk

- Ferrum muriaticum

Verletzung der Wirbelsäule

- Aesculus hippocastanum
- Arnica
- Calendula
- Hypericum
- Kalium carbonicum
- Natrium sulphuricum
- Rhus toxicodendron
- Ruta
- Symphytum
- Tellurium

Verletzung durch Quallen

- Aceticum acidum
- Medusa
- Physalia pelagica

Verrenkung/Verstauchung

- Agnus castus
- Arnica
- Bryonia
- Calcarea carbonica
- Formica rufa
- Pulsatilla
- Rhus-toxicodendron
- Ruta

Verrenkung des Kiefergelenkes

- Petroleum

Verstauchung mit Schwellung

- Arnica
- Ledum
- Sambucus nigra
- Strontium carbonicum
- Symphytum

Wassersucht/Aszites

- Apis
- Apocynum cannabinum
- Arsenicum album
- Conium maculatum
- Lycopodium

Wespenstich, Bienenstich

- Androctonus
- Apis
- Carbolicum acidum
- Vespa

Wunden, schmerzhaft

- Allium cepa
- Anthracinum
- Apis
- Arnica
- Calendula
- Hamamelis
- Hepar sulphuris

- Hypericum
- Ledum
- Millefolium
- Nitricum acidum
- Phosphoricum acidum
- Staphisagria
- Sulfuricum acidum

Zahnschmerzen
- Antimonium tartaricum
- Fluoricum acidum
- Ignatia
- Magnesium carbonicum
- Plantago major
- Staphisagria

Zahnextraktion
- Aconitum
- Arnica
- Calendula
- Hypericum
- Ledum
- Nux vomica
- Phosphorus
- Silicea
- Staphisagria

Ziliarneuralgie
- Prunus spinosa
- Rhododendron chrysantum

Zyanose

- Apocynum cannabinum
- Camphora
- Carbo vegetabilis
- Cuprum metallicum
- Digitalis
- Hydrocyanicum acidum
- Lachesis
- Laurocerasus
- Opium
- Oxalicum acidum
- Veratrum album
- Veratrum viride

Zystitis: siehe Blasenentzündung

Die Dosierung

Die Dosierungsanweisung gilt nur unter Anwendung der homöopathischen Gesetzmäßigkeit, dem Ähnlichkeitsgesetz.
Im akuten Fall gibt man erst ein homöopathisches Mittel, wenn das (ähnliche) Krankheits-Symptom dem ähnlichen Mittel entspricht.
Wenn nach der Gabe eines homöopathischen Mittels eine Besserung eintritt, sollte die Gabe bei Verschlechterung des Symptoms wiederholt werden.
Wenn keine Besserung bemerkt wird, sollte ein anderes homöopathisches Mittel gewählt werden.

In Anbetracht des Ähnlichkeitsgesetztes ist es nicht angebracht, feste Dosierungsvorschläge zu machen.

Die folgende Dosierungsanleitung ist ein Vorschlag mit dem Hinweis, dass der Behandler bei einer Verbesserung durch eine homöopathische Gabe abwartet, bevor er eine weitere Gabe verabreicht.

Erst wenn die Verbesserung nachlässt, wiederholt der Behandler das vorher erfolgreich verabreichte homöopathische Mittel.

Globuli werden auch in Wasser aufgelöst, d.h. mit dem Plastiklöffel „verkleppert“ (stark verrührt) und schluckweise verabreicht.

„Verkleppern“
2 - 5 Globuli in 1/8 l kaltes Leitungs-Wasser, umrühren, nach einer bestimmten Zeit (alle ½ Stunde oder jede Stunde oder alle 2 h, je nach Verschlechterung der ähnlichen Symptome) unter kräftigem Umrühren 1 TL einnehmen (lange im Mund behalten, gut einspeicheln, dann hinunterschlucken).

Wenn die Symptome sich verbessern oder sich deutlich verändern, bitte **mit der Einnahme unbedingt aufhören.**

- Urtinktur, je nach Mittel 3 x 5 Tropfen am Tag
- C 6 alle 10 Minuten
- C 30 jede Stunde bis 1 x am Tag
- C 200 einmalig und dann beobachten

Homöopathische Mittel alphabetisch geordnet

Aceticum acidum (Essigsäure)

Aceticum acidum ruft einen Zustand hervor von tiefgreifender Anämie, Wassersucht, große Hinfälligkeit, häufige Ohnmachten, Auszehrung und Entkräftung, Ohnmacht, Herzschwäche, Atemnot, Erbrechen, reichliche kalte Schweiße, ödematöse brennende und heiße Haut, variköse Schwellungen und Durst.

Indikationen

- Anästhesie: Komplikationen
- Bisse und Stiche von Tieren
- Lebensmittelvergiftung durch Wurst und Fleisch
- Nachbehandlung bei extremer Schwäche und Entkräftung
- Nasenbluten nach Verletzung
- Ohnmacht
- Verletzung durch Quallen

Allgemeines

Verschlimmerung: Bewegung

Schmerzcharakteristika bei der Arzneimittelprüfung

- *Kopfschmerzen machen nervös und reizbar*
- *Magenschmerz nagend, brennend, besser auf dem Bauch liegend*
- *Brennen in inneren und äußeren Teilen*

Empfindung der Säuren

Gemeinsame klinische Eigenschaften der Säuren sind beißend-ätzend, Schwäche und Reizbarkeit, Blutungen, Muskelschwäche, saure und reizende Leukorrhoe, Atemnot und Husten, Diarrhoe, in seltenen Fällen Schwerhörigkeit, Verschlimmerung der Symptome durch Kaffee. "Unablässige, kräftezehrende und anstrengende Suche nach Vereinigung, nach Einheit."

Aconitum (Blauer Sturmhut), Ranunculaceae

Das größte Schmerzmittel
Physische und psychische Ruhelosigkeit.
Akuter, plötzlicher und heftiger Krankheitsbeginn, starker und schneller Puls, trockene und heiße Haut bei Fieber (DD: Belladonna schwitzt an bedeckten Körperteilen).
Bei Entzündungen oder Erkrankungen, die durch scharfen, trockenen und kalten Wind ausgelöst wurden, z.B. steifer Hals durch die Klimaanlage, Erkältung usw.

<u>Indikationen</u>

- Angina pectoris Anfall mit Taubheitsgefühl im linken Arm
- Apoplexie
- Auge: Fremdkörper im Auge
- Augenoperation
- Blasenentzündung/Zystitis
- Chirurgisches Fieber
- Elektrischer Schock
- Frost nach Operation
- Frostbeulen für die Schmerzen besonders am Kopf mit Hitzegefühl während der Aufwärmphase
- Grippaler Infekt
- Herpes zoster im Gesicht mit starkem Brennen, extrem schmerzhaft
- Hitzschlag durch trockene und heiße Hitze
- Husten
- Katheterisation, schmerzhaft
- Katheterisation: Fieber und Schüttelfrost bei Schmerzen
- Krupp-Husten: Frühstadium
- Lungenentzündung
- Neuralgische Schmerzen
- Operation/chirurgischer Eingriff
- Panikzustände und Schock mit nervöser Ruhelosigkeit

- Plötzliche Todesangst, plötzlich und stürmisch, egal bei welchen Beschwerden
- Schock und Schmerzen nach chirurgischem Eingriff
- Sonnenstich: nach Schlafen in der Sonne, totenblass
- Verbrennung
- Verkehrsunfall, auch mit psychischem Schock
- Zahnextraktion
- Zahnextraktion durch Einwirkung kalter Luft

Allgemeines
Verlangen: großer Durst auf kalte Getränke
Verschlimmerung: Wärme, nachts, Liegen auf der betroffenen Seite, trockene kalte Winde
Verbesserung: im Freien

Schmerzcharakteristika bei der Arzneimittelprüfung
- *Schmerzen wie von Messern, stechend, schneidend, bohrend*
- *Schmerzanfälle mit Durst und Gesichtsröte*
- *Lanzinierende, ziehende, reißende Schmerzen*
- *Schmerzen schlimmer durch Wärme*
- *Schmerzen brennend, wie mit Pfeffer eingerieben*
- *Schreit vor Schmerzen*
- *Schmerzen nachts unerträglich*
- *Schmerzen besser im Sitzen*

Empfindung
Überempfindlich, elektrische Schläge, scharfer, stichartiger, stechender Schmerz wie Dolchstöße

Adonis vernalis (Frühlingsteufelsauge), Ranunculaceae

Ein Herzmittel, das die Kraft der Herzkontraktion verstärkt und den Puls reguliert.

Indikationen

- Anasarka
- Angina pectoris
- Erkrankungen der Herzklappen
- Herzbedingte Ödeme mit Beeinträchtigung der Nieren
- Herzschmerzen mit Engegefühl
- Herzwassersucht
- Hydrothorax
- Nierenversagen, spärlicher Urin
- Präkordialschmerz, Herzklopfen und Atemnot

Allgemeines

Verschlimmerung: Kälte, Ruhe, Liegen

Verbesserung: beim Gehen im Freien, nach Anstrengung

Dosierung

5 Tropfen Urtinktur täglich

Empfindung

Überempfindlich, elektrische Schläge, scharfer, stichartiger, stechender Schmerz wie Dolchstöße

Adrenalinum (Hormon Nebennierenmark)

Adrenalinum steuert die Körperaktivitäten und stimuliert die sympathischen Nervenendigungen. Für die Stärkung des Herzschlags und Verlangsamung des Pulses.

Indikationen

- Anästhesie: Komplikationen von Bauchschmerzen, Schock oder Herzversagen
- Herzschmerzen mit Engegefühl: Einschnürungsgefühl der Brust unter Qualen
- Kapillarblutungen
- Kräfteverlust, Auszehrung

Aesculus hippocastanum (Gemeine Roßkastanie) Hippocastanaceae

Diese Arznei wirkt besonders ausgeprägt auf den unteren Darmabschnitt, wo sie Stauung der Hämorrhoidalvenen verursacht, mit charakteristischen Rückenschmerzen, ohne wirkliche Verstopfung. Viel Schmerz, aber wenig Blutung.
Der Rücken schmerzt und versagt und macht den Patienten arbeitsunfähig. Flüchtige Schmerzen überall.
Lahmheit des Rückens quer durch das Iliosakralgelenk; schmerzendes Pochen hinter der Symphyse.

Indikationen

- Hämorrhoiden: Brennen im Anus mit Frösteln den Rücken hinauf und hinunter
- Hämorrhoiden: Gefühl im Rektum, als ob kleine Stückchen Holz darin wären
- Rückenschmerz befällt Kreuzbein und Hüften

Allgemeines

Verschlimmerung: am Morgen beim Aufwachen, jegliche Bewegung, Gehen, Stuhlgang, Stehen
Verbesserung: im Freien, Wärme

Schmerzcharakteristika bei der Arzneimittelprüfung

- *Brennende Schmerzen in Schleimhäuten*
- *Splitterschmerzen*
- *Scharfe, stechende, schießende, kneifende Schmerzen mit Völlegefühl*
- *Fliegende Schmerzen über den ganzen Körper*
- *Flüchtige, scharfe, schießende, reißende, ziehende Schmerzen, wandern von einer Stelle zur anderen.*
- *Stechende Schmerzen, besser durch Wärme*
- *Kann weder sitzen, stehen oder liegen, nur knien möglich*

Agaricus (Fliegenpilz), Fungi

Agaricus wirkt wie ein Rauschgift auf das Gehirn und hat daher eine Wirkung auf neuralgische Beschwerden und nervenbedingte Hautleiden.

Indikationen

- Angina pectoris
- Blasenbildung durch Kälte
- Erfrierung der Nase und Gesicht
- Frostbeulen
- Hautjucken/Pruritus
- Kalte rote Finger und Zehen

Allgemeines

Verschlimmerung: in kalter, frischer Luft, bei kaltem Wetter, vor einem Gewitter

Verbesserung: langsames Umherbewegen

Schmerzcharakteristika bei der Arzneimittelprüfung

- *Stellenweise brennende Schmerzen*
- *Stechen und Brennen, wo die Haut dünn ist (Ohr, Nase, Handrücken, Finger, Zehen)*
- *SPLITTERSCHMERZEN. Stiche, wie durch kalte Nadeln.*
- *Ziehen und Reißen, in den Gliedern, in Ruhe anhaltend, bei Bewegung vergehend*
- *Bohrender Schmerz in allen Teilen des Körpers und im Kopf*
- *Kleiner Druck hinterlässt dauernde Schmerzen.*
- *EISNADELGEFÜHL am ganzen Körper*

Empfindung

Eindringend, fressend, nagend, erodierend, hineinfressend, hineingrabend, durchbohrend, abschälend, schürfend, scheuernd, nagend, korrosiv, zersetzend, geschwürig, penetrierend, durchdringend, ausgebreitet, ausgedehnt, expandierend.

Allium cepa (Rote Küchenzwiebel), Liliaceae

Allium cepa präsentiert ein Schnupfenbild mit scharfer Nasenabsonderung und milder Augensekretion.
Neuralgische Schmerzen, wie ein feiner Faden, nach Amputation oder Nervenverletzung.

Indikationen

- Nach chirurgischen Eingriffen mit feinen stechenden Schmerzen
- Erkältungen bei nasskaltem Wetter
- Phantomschmerz
- Stumpfneuralgie
- Wunden schmerzhaft

Allgemeines
Verschlimmerung: im warmen Raum
Verbesserung: im Freien

Schmerzcharakteristika bei der Arzneimittelprüfung

- *Schmerzen nach Amputation*
- *Feine, stechende Schmerzen nach chirurgischen Eingriffen*
- *Schmerzen stechend (Kopf, Augen, Ohren, Rektum, Haut) und brennend (Lider, Nase, Mund, Hals, Blase, Haut)*
- *Reißende, neuralgische Schmerzen*
- *Schmerzen wie ein Faden*

Empfindung
Ausgestoßen, herausgezwängt, herausgedrückt, beklemmt, genötigt, gezwungen, zusammengezogen

Alumina (Aluminium oxydatum, Tonerde)

Alumina steht für Trockenheit der Schleimhäute und Haut und Neigung zu paretischen Zuständen der Muskeln.

Indikationen
- Ohnmacht beim Anblick von Blut
- Ohnmacht, Schwäche, Müdigkeit durch Reden

Allgemeines
Verschlimmerung: Kartoffeln, morgens beim Erwachen, warmes Zimmer
Verbesserung: im Freien, kaltes Waschen, abends

Schmerzcharakteristika bei der Arzneimittelprüfung
- *Blitzartige Schmerzen*
- *Reißen und Ziehen, vor allem in den Gliedern*
- *Splitterschmerzen*
- *Brennende Schmerzen, besser durch Hitze*
- *Schmerzen an kleinen Stellen*
- *Schmerzen gehen nach oben*
- *Schmerz, wie von Verrenkung im Schultergelenk, vor allem beim Heben des Armes*
- *Schmerz in Schulter, Oberarm und Fingern, wie durchdrungen von heißem Eisen*
- *Schmerzen in den Armen beim Hängenlassen oder beim ausgestreckten Liegen*
- *Reißen im Arm, von der Schulter bis in die Finger*
- *Splitterschmerz unter dem Fingernagel*
- *Schmerzhafte Empfindlichkeit der Sohle beim Auftreten*
- *Schmerzhafte Steifheit des Halses*
- *Rückenschmerzen wie zerschlagen: Stiche und Zucken*
- *Schmerz am Rückenmark entlang, reißende, ziehende mit paralytischer Schwäche*

- *Blitzartige Schmerzen schießen hin und her.*
- *Brennender Schmerz wie heißes Eisen durchstößt die untersten Wirbel.*

Ammonium muriaticum (Ammoniumchlorid)

Dieses Mittel ruft einen Zustand von Erschöpfung hervor, der an typhoide Zustände grenzt. Alle Schleimabsonderungen sind vermehrt.
Seine Verschlimmerungsperioden sind eigentümlicherweise hinsichtlich der betroffenen Körperregion verschieden.

Indikationen

- Bandscheibenvorfall
- Ischiasschmerz

Allgemeines

Verschlimmerung der Kopf- und Brustsymptome morgens,
Verschlimmerung der Bauchsymptome nachmittags, Schmerzen in den Gliedern sowie die Haut- und Fiebersymptome abends.

Schmerzcharakteristika bei der Arzneimittelprüfung

- *Beißende, scharfe Schmerzen*
- *Brennen und Wundsein der Schleimhäute*
- *Drückendes Brennen, Stechen und Klopfen, wie in einem Geschwür*
- *Geschwürschmerz und Wundheitsgefühl in verschiedenen Körperteilen*
- *Reißen in den Knochen nachts, bes. in den Spitzen der Finger und Zehen*
- *Gefühl, als ob es in den Blutgefäßen koche*
- *Pochendes Gefühl an einzelnen Stellen: Lider, Drüsen*
- *Pulsierendes Klopfen in Mandeln und Halsschlagadern*
- *Spannung,Straffheit in Sehnen und Muskeln, als seien sie zu kurz*

Amylenum nitrosum (Salpetrigsäureamylester)

Dieses Mittel heilt oberflächliche arterielle Hyperämie, Herzklopfen und Wallungen im Klimakterium. Wallungen, gefolgt von Schweiß im Klimakterium.
Das Blut schießt zum Kopf und Gesicht und der Patient hat heftiges Herzklopfen.

Indikationen

- Hitzewallungen in der Menopause, das Blut schießt in den Kopf
- Hitzschlag
- Hypertonie
- Klimakterischer Kopfschmerz mit Hitzewallungen, Angst und Herzklopfen
- Schluckauf
- Systolisch hoher Blutdruck

Allgemeines
Verlangen: frische Luft
Verschlimmerung: Hitze, warme Zimmer
Verbesserung: kalte Luft und kaltes Wasser, körperliche Anstrengung im Freien

Empfindung der Säuren
Gemeinsame klinische Eigenschaften der Säuren sind beißend-ätzend, Schwäche und Reizbarkeit, Blutungen, Muskelschwäche, saure und reizende Leukorrhoe, Atemnot und Husten, Diarrhoe, in seltenen Fällen Schwerhörigkeit, Verschlimmerung der Symptome durch Kaffee.
„Unablässige, kräftezehrende und anstrengende Suche nach Vereinigung, nach Einheit.“

Anacardium (Malakkanuss), Anacardiaceae

Den Anacardium-Patienten findet man meist unter den Neurasthenikern. Er hat eine Art nervöser Dyspepsie, Essen bessert, beeinträchtigtes Gedächtnis, Depression und Reizbarkeit.

Indikationen
- Apoplexie
- Kopfschmerzen

Allgemeines
Verschlimmerung: zu Beginn der Bewegung, morgens, heiße Anwendungen
Verbesserung: beim Essen, nach dem Essen, langsames Umhergehen, Liegen auf der linken Seite

Schmerzcharakteristika bei der Arzneimittelprüfung
- *Klammartig zuckende, oder stumpf drückende Schmerzen wie von einem Pflock*
- *Krampfartige Muskelschmerzen*
- *Empfindlichkeit gegen Berührung*
- *Nachts im Bett Ziehen im Bauch und den Gliedern, mit Brennen danach*
- *Empfindung wie von einem Pfropfen in verschiedenen Körperteilen: Augen, Rektum, Blase*
- *Empfindung wie von einem Band*

Empfindung
Gepackt, gefangen, steif, starr, gespannt, angespannt, Spannung, steckt fest, Krämpfe, Drücken

Anagallis arvensis (Gauchheil), Primulaceae

Ausgeprägte Wirkung auf die Haut, charakterisiert durch starkes Jucken und Prickeln überall. Begünstigt die Entfernung von Splittern. Ein altes Mittel gegen Tollwut und Ödeme. Besitzt die Fähigkeit, Granulationen zu erweichen und Warzen zu zerstören.

Indikation

- Splitterschmerz

Allgemeines

Verschlimmerung: Berührung, nach dem Essen

Schmerzcharakteristikum bei der Arzneimittelprüfung

- *Schmerzen wie von Splittern (DD: Silicea ist auch zur Austreibung von Splittern geeignet.)*

Empfindung

Unfähig, sich zu bewegen aufgrund von Lähmung, Druck und Lahmheitsgefühl

Androctonus (Skorpion)

Die klinische Symptomatik von Skorpion ist Speichelfluss, Strabismus und möglicherweise Tetanus.

Indikationen

- Bienenstich
- Bisse von Spinnen und Insekten
- Wespenstich

Empfindung

Plötzlichkeit, schnell, impulsive Gewalt, Geschwindigkeit

Angustura (Rinde von Galipea cusparia), Rutaceae

Rheumatische und paralytische Beschwerden mit großen Schwierigkeiten beim Gehen.
Knacken in allen Gelenken. Karies der Röhrenknochen. Tetanus, Steifheit der Muskeln und Gelenke. Wirkt hauptsächlich auf die spinalen motorischen Nerven und Schleimhäute.

Indikation

- Rheumatische Schmerzen

Allgemeines
Verlangen: Kaffee

Schmerzcharakteristika bei der Arzneimittelprüfung

- *Sehr schmerzhafte Geschwüre, die auf die Knochen übergreifen*
- *Schmerzen in den Knien*
- *Verrenkungsschmerz oder krampfartiger Schmerz in den Hüftgelenken, den Unterschenkeln und Füßen, auch Nackengegend*
- *Ziehende Schmerzen in den Gliedern mit Wundheitsschmerz*

Empfindung
Gequetscht und dann zerbrochen/zermalmt, komprimiert, zusammenziehen und quetschen, verdrehen und brechen, ersticken, erdrosseln und dann zermalmt

Anthracinum (Milzbrandnosode)

Diese Nosode hat sich als großes Mittel bei epidemischen Milzerkrankungen bei Haustieren, septischen Entzündungen, Karbunkeln und malignen Ulzera erwiesen mit fauligen Absonderungen.
Die Schwellungen sind bläulich bis schwarz.

Indikationen

- Abszesse, übelriechend mit beißendem Eiter
- Dekubitus: das schlimmste Brennen, die Teile verfärben sich bläulich
- Entzündungen und Eiterungen
- Furunkel, Karbunkel, maligne Ulzera mit schrecklichem Brennen
- Gangrän
- Hämorrhagien: schwarz, dick, aus allen Körperöffnungen, ödematös und verhärtet
- Herpes zoster: stärkste brennende Schmerzen
- Sektionswunden
- Septische Entzündungen mit brennenden Schmerzen
- Wunden schmerzhaft

Allgemeines
Verschlimmerung: kalte Umschläge
Verbesserung: Absonderungen, Eintritt der Menses, warme Umschläge

Schmerzcharakteristika bei der Arzneimittelprüfung

- *Brennende Schmerzen bei Eiterung von Abszessen und Geschwüren*
- *Schmerz brennend, äußerlich*
- *Schmerzen bei kanzerösen Erkrankungen*

Antimonium tartaricum (Brechweinstein)

Das Charakteristische an diesem Mittel ist die Behandlung von Atemwegserkrankungen, vor allem Schleimrasseln mit wenig Auswurf. Raues Rasseln in der Brust, der Husten ist feucht und rasselnd, keine Kraft zum Auswurf, Husten mit blutigem Auswurf.
Schwierige Atmung, behindert durch Erbrochenes und Schleim.
Spasmodischer Husten mit Herzerkrankung.
Weiterhin beinhaltet es Schläfrigkeit, Schwäche und Schweiß.

Indikationen

- Atemnot/Dyspnoe extrem, Sauerstoffmangel
- Atemstillstand
- Gastralgie
- Husten
- Terminalstadium Krebs: Atembeschwerden
- Zahnschmerzen: empfindliche Zähne

Allgemeines

Verschlimmerung: abends, Hinlegen zur Nacht, Wärme, feuchtkaltes Wetter, saure Nahrungsmittel, Milch
Verbesserung: aufrechtes Sitzen, Aufstoßen und Auswurf

Schmerzcharakteristika bei der Arzneimittelprüfung

- *Rheumatische Schmerzen mit Schweiß, der nicht erleichtert*
- *Stechen in den Krampfadern*
- *Schmerzlosigkeit gewöhnlich schmerzhafter Beschwerden*
- *Pochen und Pulsieren in allen Adern des Körpers, schon äußerlich wahrnehmbar*

Apis mellifica (Honigbiene)

Apis wirkt auf die Zellgewebe, indem es Ödeme der Haut und Schleimhäute verursacht. Die sehr charakteristischen Auswirkungen des Bienenstiches liefern unfehlbare Indikationen für die Anwendung der Biene bei Erkrankungen.

Indikationen

- Angina pectoris
- Bienenstich
- Bisse von Spinnen und Insekten
- Blasenentzündung/Zystitis
- Fieber: abwechselndes Schwitzen und trockene Haut
- Halsschmerzen/Pharyngitis
- Hautjucken/Pruritus
- Herpes zoster
- Nierenversagen akut: Dosierung: C 30
- Nierenversagen/Harnsperre
- Ödeme/Wassersucht
- Tierbisse
- Urtikaria
- Verbrennung
- Wassersucht/Aszites
- Wespenstich
- Wunden schmerzhaft

Allgemeines

Verschlimmerung: Schmerzen sind schlimmer durch Wärme, Berührung, Druck

Verbesserung: im Freien

Schmerzcharakteristika bei der Arzneimittelprüfung

- *Brennende, stechende Schmerzen wie von Bienenstichen*
- *Brennende Schmerzen äußerlich wie von glühenden Kohlen*
- *Stechende Schmerzen, starke Schwellung wie von Bienenstich*
- *Stiche in den Muskeln, wie durch heiße Nadeln*

Empfindung

Brennen, Hitze, stechend, beißend, nadelartig stechend, brennend stechend, veränderlich

Apocynum cannabinum (Hanfartiger Hundswürger)
Apocynaceae

Apocynum verstärkt die Absonderung der Schleimhäute und der serösen Häute und wirkt auf die Zellgewebe, indem es Ödeme und Wassersucht hervorruft. Auf der Haut verursacht es Schweiße mit verminderter Pulsfrequenz. Es kommt dann zum Rückstrom des Bluts bei Mitral- und Trikuspidalinsuffizienz.
Der Patient hat weitere Symptome wie großer Durst, reizbarer Magen und wässriger, geblähter Stuhl. Die Atmung ist kurz und unzureichend.

Indikationen

- Anasarka
- Anurie
- Aszites
- Hydrothorax
- Hydrozephalus akut
- Nierenwassersucht
- Wassersucht/Aszites
- Zyanose

Allgemeines
Verschlimmerung: kaltes Wasser, kalte Getränke, Aufdecken

Schmerzcharakteristika bei der Arzneimittelprüfung

- *Ängstlich bei Schmerzen*
- *Reizbarkeit bei Schmerzen*
- *Schreien und Kreischen bei Schmerzen*
- *Verwirrung, benommener Kopf bei Schmerzanfällen*

Empfindung
Extrem geschwächt, erschöpft, als ob gelähmt, Kontraktion und Relaxation

Argentum metallicum (Silber)

Die Hauptwirkung ist auf die Gelenke, Knochen, Knorpel und Bänder zentriert.
Charakteristisch sind Abmagerung, ein allmähliches Austrocknen, Verlangen nach frischer Luft, Atemnot, Empfindung von Ausdehnung und linksseitige Schmerzen.

Indikationen
- Hodenschwellung
- Hodenverletzung durch Schlag oder Quetschung

Allgemeines
Verschlimmerung: Berührung, gegen Mittag
Verbesserung: im Freien, Husten: nachts beim Hinlegen

Schmerzcharakteristika bei der Arzneimittelprüfung
- *Reißende, ziehende Schmerzen längs der Nerven*
- *Drückendes Ziehen und Reißen in den Gliedern und den Knochen*
- *Wundschmerz oder Bohren in Gelenken*
- *Rohheits- und Wundschmerz auf der Haut und in den inneren Organen*
- *Zerschlagenheitsschmerzen*
- *Ziehende Schmerzen längs der Knochen*
- *Schmerzen erscheinen allmählich und verschwinden plötzlich.*
- *Schmerzverlauf nach außen*
- *Empfindung von einem elektrischen Schlag, vor oder während Schlaf*

Argentum nitricum (Silbernitrat)

Bei diesem Mittel sind die Wirkungen auf das Nervensystem sehr ausgeprägt, es zeigen sich viele Gehirn- und Rückenmarkssymptome. Symptome von Inkoordination, Kontrollverlust, Zittern und mangelndem Gleichgewicht überall, psychisch wie physisch.

Indikationen

- Angina pectoris
- Halsschmerzen/Pharyngitis
- Splitterschmerzen

Allgemeines

Verschlimmerung: Wärme in jeder Form, nachts, kaltes Essen, während Menses, linke Seite

Verbesserung: Aufstoßen, frische Luft, Kälte, Druck

Schmerzcharakteristika bei der Arzneimittelprüfung

- *Splitterschmerzen*
- *Reißende, ziehende Schmerzen*
- *Blitzartig einschießende Schmerzen*
- *Stechen in verschiedenen Teilen*
- *Schmerzverlauf abwärts*
- *Gänzliche Gefühllosigkeit*
- *Anästhetisch-hyperästhetischer Zustand der Haut*

Arnica montana (Bergwohlverleih), Asteraceae

Arnica ruft im Organismus Zustände hervor, die denen nach Verletzungen, Stürzen, Schlägen und Quetschungen ähnlich sind. Zeichen von Zersetzung, septische Zustände und als Prophylaktikum bei eitrigen Infektionen. Stumpfe Verletzungen mit Zerschlagenheitsgefühl. Trotz der Schmerzen jammern und klagen die Patienten nicht, sondern äußern sich: „Herr Doktor, nein danke, mir geht es gut."

Indikationen

- Abszesse
- Angina pectoris
- Apoplexie
- Auge: „Blaues Auge"
- Auge: Fremdkörper im Auge
- Blutstillung
- Blutungen
- Dekubitus: Dosierung C 30, wegen des Drucks
- Eitrige septische Zustände: Typhus, mit faulig, übelriechenden Absonderungen
- Elektrischer Schock
- Endoskopie
- Endoskopische Eingriffe: Schmerzen
- Entbindung
- Fieber nach Operationen
- Gehirnerschütterung
- Hoden: Verletzung
- Katheterisation schmerzhaft
- Knochentumore (hart) durch Verletzung
- Kopfverletzung
- Lumbalpunktion
- Mentaler Schock
- Muskelkater
- Nackenverletzung
- Nasenbluten

- Operation/chirurgischer Eingriff
- Prellung/Quetschung
- Schlaganfall/Apoplexie
- Sehverlust, Katarakt
- Tennisellenbogen/Epicondylitis
- Tierbiss oder -stich
- Traumata in jeder Form, auch psychisch
- Unfälle jeglicher Art: Quetschung, Verrenkung, Bluterguss, offener Bruch
- Verletzung der Wirbelsäule
- Verrenkungsschmerz
- Verstauchung mit Schwellung
- Verstauchungsschmerz
- Wunden schmerzhaft
- Zahnextraktion

<u>Allgemeines</u>
Verbesserung: Hinlegen, Kopftieflage
Verschlimmerung: Berührung, feuchte Kälte, durch Sprechen und Bewegung, durch Liegen in hartem Bett

<u>Schmerzcharakteristika bei der Arzneimittelprüfung</u>
- *Brennende und schneidende Schmerzen*
- *Drücken in inneren Teilen*
- *Schmerzen, als wäre er geprügelt worden*
- *Schmerzen wie gestoßen und zerschlagen*
- *Reißen, Ziehen in äußeren Teilen*
- *Stechen von außen nach innen*
- *Stechende, kribbelnde oder lähmige Zerschlagenheitsschmerzen*
- *Verrenkungsschmerzen*
- *Verstauchungsschmerz*
- *Wundschmerz: wie gequetscht, zerschlagen*
- *Schmerzen schlimmer durch Berührung*
- *Zusammenpressen, Stechen und Kribbeln*
- *Heftige Schmerzen, die fast wahnsinnig machen*

- *Umherschweifende Schmerzen*
- *Schmerzverlauf nach innen*

Empfindung
Verletzt, gekränkt, schockiert, verbrannt oder verbrüht, Furcht vor Berührung, Furcht vor Annäherung und Verletzung

Arnica nach Apoplexie (Schlaganfall)
- Cerebrale Schwellung
- Faulig riechende Absonderungen der Körperöffnungen
- Kopf ist heiß
- Septische Zustände, kleine Eiterungen auf der Haut

Opium C 1000 kann auf Arnica folgen bei Koma oder bei traumatischem Schock.

DD: Arnica - Bellis perennis

Arnica
- Apoplexie
- Eitrige Infektionen
- Nach traumatischen Verletzungen
- Septische Zustände
- Überanstrengung eines Organs oder der Muskeln
- Wirkt auf das arterielle System
- Zeichen von Zersetzung
- Zerrungen

Bellis perennis
- Muskelkater, Lahmheit, wie verstaucht
- Nach größeren chirurgischen Operationen
- Verletzungen der tieferen Gewebe
- Wirkt auf das venöse System
- Wirkt auf die Muskelfasern der Blutgefäße

Arsenicum album (Weißes Arsen)

Ein auf alle Organe und Gewebe tief wirkendes Mittel. Die ganz charakteristischen Symptome für Arsenicum album stehen für die alles beherrschende Schwäche, Erschöpfung und Rastlosigkeit mit nächtlicher Verschlimmerung. Große Erschöpfung nach der geringsten Anstrengung mit reizbarer Schwäche und brennende Schmerzen. Leitsymptome sind: Angst - Unruhe - Erschöpfung - brennende Schmerzen.
Übelkeit mit Erbrechen, wobei der Patient sich äußerst elend fühlt.
Durst, es wird nur in kleinen Schlucken getrunken
Alles ist schlimmer nach Mitternacht zwischen 1 und 2 Uhr.
Schlafen mit erhöhtem Kopf, der Patient hat Angst zu ersticken, wenn er sich hinlegt.

Indikationen

- Angina pectoris
- Apoplexie
- Blutvergiftung/Sepsis
- Darmverschluss
- Dehydration nach Flüssigkeitsverlust
- Durchfall, Erbrechen, Übelkeit
- Folgemittel von Aconitum, weil die Angst und Schwäche folgt
- Frostbeulen: brennende Schmerzen, Wärme lindert
- Gangrän
- Gastralgie
- Geschwür/Ulcus
- Herpes zoster
- Herpes zoster, extrem schmerzhaft, im Gesicht mit starkem Brennen
- Kollaps
- Lebensmittelvergiftung durch Muscheln, Fisch, Meeresfrüchte
- Lebensmittelvergiftung durch ranziges Fett, verdorbene Konserven, Eis, Milch, Schokolade
- Lebensmittelvergiftung durch Wurst und Fleisch

- Nahrungsmittelvergiftung/Salmonellenvergiftung durch Fleisch und Wurst mit Durchfall, Entkräftung und Erschöpfung
- Neuralgische Schmerzen
- Ödeme/Wassersucht
- Ohnmacht
- Operation/chirurgischer Eingriff
- Sonnenbrand
- Terminalstadium bei Krebs mit Atembeschwerden
- Terminalstadium bei Krebs mit Übelkeit und Erbrechen
- Verbrennung
- Wassersucht/Aszites
- Zwischenmittel bei Stumpfneuralgie, Phantomschmerz

Allgemeines

Verbesserung: Wärme lindert, Hitze, warme Getränke

Verschlimmerung: nasses Wetter, nach Mitternacht, Kälte, kalte Getränke oder Essen, rechte Seite, Meeresküste.

Schmerzcharakteristika bei der Arzneimittelprüfung

- *Schmerzen marternd, brennend, v.a. im Innern des leidenden Teils,*
- *abwechselnd mit Jucken*
- *Äußerlich brennende Schmerzen wie durch heiße Kohlen, wie glühend heiße Nadeln*
- *Innerlich brennende Schmerzen mit äußerer Kälte*
- *Stechend brennende Schmerzen in den Muskeln wie heiße Nadeln*
- *Ziehende, reißende Schmerzen in den Gliedern mit Unmöglichkeit auf der schmerzenden Seite zu liegen und Besserung beim Bewegen des leidenden Teils*
- *Schmerzen bringen zur Verzweiflung und machen wütig böse, wahnsinnig, sind unerträglich.*
- *Schmerzanfälle mit Ängstlichkeit, Kälte, Neigung zum Hinlegen und plötzlicher höchster Schwäche*

- *Schmerzen begleitet von Angst, Unruhe, Ohnmacht, Verzweiflung*
- *Nächtliche Schmerzen, die selbst im Schlaf empfunden werden und nur durch Umhergehen erträglich zu machen sind.*
- *Schmerzbeginn plötzlich*
- *Schmerzanfälle, welche mit Schauder eintreten.*
- *Taubheit durch Schmerzen*
- *Gefühl von elektrischen Schlägen*

Arsenicum iodatum (Arsentrijodid)

Das warmblütige Arsen
Dieses Mittel ist bei ständig reizenden, wundmachenden Absonderungen zu bevorzugen. Die Absonderung reizt die Membran, von der sie kommt und über die sie läuft. Die Absonderung kann stinkend, wässrig sein und die Schleimhaut ist immer rot, entzündet und geschwollen, juckt und brennt. Die Sekrete der Schleimhäute sind scharf und reichlich. Der Auswurf ist grünlich, gelb und eitrig.
Tiefe Erschöpfung und Abmagerung. Der Patient ist kurzatmig mit Schweiß und Neigung zu Durchfall. Das Herz ist schwach und reizbar, der Puls ist beschleunigt.

Indikationen

- Blutungen
- Chronische Entzündung der Lungen und Bronchien
- Frühstadium von Tuberkulose
- Geschwür/Ulcus
- Nebenwirkung von Chemotherapie

Allgemeines
Verschlimmerung: Waschen, nach Baden, starke Temperaturschwankungen, Kälte, Wärme, Bewegung, Druck, Hunger
Verbesserung: nach Essen

Schmerzcharakteristika bei der Arzneimittelprüfung

- *Schmerzen brennend innerlich und in äußeren Teilen*
- *Schmerzen lähmend, kneifend, pressend, stechend, reißend*
- *Starkes Wundheitsgefühl, Zerschlagenheitsgefühl im ganzen Körper*
- *Schmerzen in Knochen und Drüsen*

Asa foetida (Stinkasant), Umbelliferae

Die Blähsucht und spasmodische Kontraktion des Magens und Ösophagus mit der rückwärts gerichteten Peristaltik sind die auffallendsten Symptome.
Als sehr wirksam erwiesen hat es sich bei tiefen Ulzerationen und Knochenkaries. Hier weisen die extreme Empfindlichkeit, das schreckliche Pochen und die nächtlichen Schmerzen auf seine Anwendung hin.

Indikationen

- Geschwür/Ulcus
- Nächtliche Schmerzen mit extremer Empfindlichkeit

Allgemeines

Verschlimmerung: von abends bis 2 Uhr morgens, Wärme, geschlossene Räume, Ruhe, Kreuzen der Glieder
Verbesserung: sanftes Reiben mit der Hand

Schmerzcharakteristika bei der Arzneimittelprüfung

- *Schmerzen in der Knochenhaut wie geschabt, gebohrt oder zerschlagen*
- *Quetschungsschmerz, regelmäßig*
- *Stechende Knochenschmerzen*
- *Karies des Periosts*
- *Schmerzen von den Knochen zur Oberfläche*
- *Schießen von innen nach außen*
- *Taktmäßig absetzende, meist klammartig zuckende oder drückende und stumpf stechende, oder reißende Schmerzen, die von innen nach außen gehen, durch Berührung gemindert oder in andersartige verwandelt werden und zuweilen mit Taubheitsgefühl verbunden sind.*
- *Gegen Mitternacht heftige Schmerzen durch die linke Körperseite vom Scheitel bis zum Zeh*
- *Schmerzverlauf nach außen, nach oben*

- *Nach außen pressende Schmerzen*
- *Gefühl eines innerlichen Pflocks in verschiedenen Körperteilen*
- *Pulsieren, äußerliches und innerliches, auch in den Knochen*
- *Heftiges, hartes Pochen in verschiedenen Körperteilen*

Empfindung

Plötzliche unerwartete Gewalt oder Angriff, Dolchstoß, Stechen, überwältigt von Taubheitsgefühl, Betäubung, Wunde, missbraucht, messerstichartige Schmerzen, lanzinierende Schmerzen

Asarum europaeum (Haselwurz), Aristolochiaceae

Ein Mittel für nervöse Leiden und Energieverlust mit äußerster Erregbarkeit. Eine Überempfindlichkeit des gesamten Nervensystems. Der Patient ist empfindlich gegen das geringste Geräusch.

Indikationen
- Nach Augenoperation: ruckende Schmerzen in den Augen mit Erbrechen und Hysterie
- Verletzung der Augen

Allgemeines
Gefühl, als ob der gesamte Körper oder einzelne Teile zusammengedrückt wurden.
Verschlimmerung: kaltes, trockenes Wetter, durchdringende Geräusche
Verbesserung: Waschen, feuchtes und nasses Wetter

Schmerzcharakteristika bei der Arzneimittelprüfung
- *Überempfindlichkeit des gesamten Nervensystems*
- *Empfindlich gegen das geringste Geräusch*
- *Gefühl, als ob der gesamte Körper oder einzelne Teile zusammengedrückt würden*

Aurum foliatum (Blattgold)

Wenn Aurum seine Wirkung im Organismus frei entfalten kann, dann ruft es, indem es Blut, Drüsen und Knochen angreift, Zustände hervor, die denen von Quecksilbervergiftungen ähneln. Zerstörerische Prozesse wie Exostose, Karies, nächtliche Knochenschmerzen, Skrofulose, Aszites oft in Verbindung mit Herzleiden, Arteriosklerose, Bluthochdruck, nächtlicher anfallsartiger Schmerz hinter dem Sternum. Sklerose der Leber, des arteriellen Systems und des Gehirns.

Indikation
- Angina pectoris

Allgemeines
Verschlechterung: Kaltwerden bei kaltem Wetter, von Sonnenuntergang bis Sonnenaufgang
Verbesserung: frische Luft, Wärme, Musik

Schmerzcharakteristika bei der Arzneimittelprüfung
- *Ziehende, schießende, brennende Schmerzen*
- *Knochen schmerzen, als wollten sie brechen, wie wund verletzt*
- *Bohren in den Knochen*
- *Wie von Messern auf der Knochenhaut*
- *Schlimmer nachts, stellen sich abends ein und dauern die ganze Nacht*
- *Treiben ihn nachts aus dem Bett*
- *Schmerzen bringen zur Verzweiflung bis zu Suizidgedanken.*
- *Wandernde Schmerzen*

Baptisia tinctora (Wilder Indigo), Leguminosae

Die Symptome sind schleichendes Fieber, septische Zustände und äußerste Entkräftung. Große Schmerzhaftigkeit der Muskeln und faulige Erscheinungen. Alle Sekrete sind widerwärtig stinkend. Denkt, er sei zerbrochen oder doppelt, wirft sich im Bett umher und versucht, die Stücke wieder zusammenzufügen.

Indikationen

- Blutvergiftung/Sepsis
- Durchfall, Erbrechen, Übelkeit
- Grippaler Infekt
- Schwäche und Entkräftung
- Septische Zustände

Allgemeines

Verschlimmerung: feuchte Hitze, Nebel, drinnen

Schmerzcharakteristika bei der Arzneimittelprüfung

- *Am ganzen Körper wie zerschlagen, wie geprügelt, wie gequetscht.*
- *Muskeln sehr wundschmerzhaft, das Bett erscheint zu hart.*
- *Gefühl, er liege auf einem Brett, wechselt laufend die Lage*
- *Wundschmerz, wie zerschlagen in den aufliegenden Teilen*
- *Verlust der Empfindungsfähigkeit*

Empfindung

Sich spalten, auseinander fallen, zerstreut, zusammengebunden, fragmentiert, in Stücke zerfallen

Barium muriaticum (Bariumchlorid)

Barium muriaticum steht für organische Schäden bei alten Menschen und solchen, die sowohl geistig als auch körperlich zurückgeblieben sind. Fehlende Kraft der willkürlichen Muskulatur und Zunahme der Harnsäure.

Indikationen

- Arteriosklerose bei Hirn- und Herzsymptomen
- Hoden: Verletzung
- Tonsillen vergrößert

Schmerzcharakteristika bei der Arzneimittelprüfung

- *Schmerzen schneidend, Stechen in den Drüsen und entlang der Nerven*
- *Schmerzen nagend*
- *Meist schmerzlose Symptome, Schmerzen sind Ausnahme*
- *Schmerzen besser durch Druck*

Belladonna (Tollkirsche), Solanaceae

Belladonna wirkt auf jeden Teil des Nervensystems und ruft wilde Erregung, Täuschungen bestimmter Sinne, Zuckungen, Konvulsionen und Schmerz hervor.
Alles ist heftig und intensiv mit heftigem und intensivem Delirium.
Der Schmerz entwickelt sich plötzlich, gewaltig und heftig.
Entzündungszeichen: Schwellung, Hitze, Röte und Schmerz, rote heiße Haut, das Gesicht rötet sich, voller, pochender, schneller Puls, erweiterte Pupillen, der ganze Körper bebt, ein Aufruhr im Körper.
Die Schmerzen sind pulsierend, klopfend und rechtsseitig.
Ohne Durst, jedoch auf zitronenhaltige Getränke oder Limonade.
Kalte Hände und Füße, jedoch das Gesicht und der Körper sind heiß, überall Hitze im Körper.

Indikationen

- Apoplexie
- Appendizitis
- Atembeschwerden durch Schwellung der Stimmbänder, wenn das Gesicht hell- bis dunkelrot verfärbt ist
- Bisse von Hunden und Katzen
- Blasenentzündung/Zystitis
- Darmverschluss
- Erfrierungen
- Fieber
- Fieber, plötzlich sehr hoch; rotes, heißes Gesicht, die Augen glänzen, die Pupillen sind erweitert, evtl. mit Schweiß
- Gallenkolik
- Gastralgie
- Grippaler Infekt
- Halsschmerzen/Pharyngitis
- Hitzschlag
- Hohes Fieber
- Kopfschmerzen aufgrund von Hypertonie
- Kopfverletzung

- Medikamente, Reaktionen; Dosierung: C 30
- Ohrenschmerzen
- Pankreatitis: der Schmerz zieht bis zum Rucken mit Brennen und Erbrechen.
- Reaktion nach Medikamenten, Dosierung: C 30
- Sonnenbrand
- Sonnenstich

Allgemeines

Verbesserung: halb aufgerichtet

Verschlimmerung: Berührung, Erschütterung, Lärm, Luftzug, Hinlegen, Licht, Lärm und Sonne

Schmerzcharakteristika bei der Arzneimittelprüfung

- *Schmerzen brennend, intensiv wie von glühenden Kohlen, Brennen innerer Organe*
- *Schmerzen klopfend, v.a. nach jeder Berührung*
- *Konstriktionsschmerzen wie eine Umklammerung (Hals, Leber, Uterus)*
- *Schmerzen reißend, schießend, brennend, stechend, drückend, schneidend*
- *Schmerzen beginnen und enden plötzlich oder allmähliches Ende oder werden durch andere an einer anderen Stelle ersetzt.*
- *Schmerzen nehmen allmählich zu und schnell ab.*
- *Schmerzen mit Hitzegefühl*
- *Schmerzverlauf aufwärts, kreuzweise*
- *Schmerzen schlimmer durch Bewegung, Licht, Geräusche, Kälte, Erschütterung, nachts und nachmittags gegen 15 oder 16 Uhr, geringste Berührung, nach dem Schlafen und wenn unbedeckt*

Empfindung

Gewalt, plötzlich, spalten, zersplittern, berstend, explosiv, spastisch, ruckartig, zuckend, schießend, Apoplex, gewalttätiger Terror, zerreißend, pulsierend, zusammenziehend, erstickend

Bellis perennis (Gänseblümchen), Asteraceae

Bellis perennis wirkt auf die Muskelfasern der Blutgefäße. Lahmheit wie verstaucht. Das erste Mittel bei Verletzungen der tieferen Gewebe. Der Kopf ist heiß und der Patient ist körperlich müde.
Für alte Menschen, die schon früh hart körperlich arbeiten mussten: das „Gärtnermittel".

<u>Indikationen</u>

- „Muskelkater"
- Abszesse
- Auge: Fremdkörper im Auge
- Coitus interruptus bei der Frau
- Entzündungen durch Verletzung im weiblichen Beckenraum: Verletzung von Uterus, Beckenboden, Blase, Eierstöcken, Rektum
- Epicondylitis: das Ellenbogengelenk ist sehr wund und steif, mattes Allgemeinbefinden, frühes Erwachen.
- Fremdkörper im Auge
- Gynäkologische Eingriffe, wenn die Bauchdecken schmerzen, als wären sie wund geschlagen
- Gynäkologische Operationen
- Milz- und Leberverletzung, nicht Knochenverletzung
- Muskelkater
- Operation/chirurgischer Eingriff
- Prellung oder Quetschung von Bauchdecke oder Mammae
- Prellungen
- Quetschungen mit der Empfindung von Zerschlagenheit nach tiefen chirurgischen Eingriffen
- Schlag in den Bauch, Brustkorb
- Tennisellenbogen/Epicondylitis
- Varizen der unteren Extremitäten, die während der Schwangerschaft entstehen
- Verletzung der Eingeweide
- Verletzung des Auges (nach der Gabe von Ledum)

- Verletzung durch Schläge, Tritte, operative Eingriffe
- Verletzungen der inneren weichen Organe: alle Organe im Beckenraum
- Verstauchungen

Allgemeines

Schmerzen sind besser durch kalte Anwendung.

Verschlimmerung: linke Seite, heißes Bad, Bettwärme, kaltes Baden, kalter Wind

Schmerzcharakteristika bei der Arzneimittelprüfung

- *Schmerzen unerträglich, treiben zum Wahnsinn*
- *Wundschmerz, wie zerschlagen, in den Muskeln, v.a. tiefer liegender Gewebe*
- *Schmerzen schlimmer durch Bewegung, doch oft besser bei fortgesetzter Bewegung*

Empfindung

Verletzt, gekränkt, schockiert, verbrannt oder verbrüht. Furcht vor Berührung, Furcht vor Annäherung und Verletzung

Berberis vulgaris (Sauerdorn), Berberidaceae, Ranunculales

Ein Mittel für einen unvollständigen Stoffwechsel und es stimuliert alle Drüsen.
Es hat eine Affinität zu Nieren und Galle mit Beschwerden des Harntraktes.

Indikationen

- Auge: Fremdkörper im Auge
- Gallenkolik
- Gallensteine
- Nach Strabismus-Operation
- Nierensteine

Allgemeines
Verschlimmerung: Bewegung, Stehen

Dosierung
Urtinktur, C 6 und aufwärts

Schmerzcharakteristika bei der Arzneimittelprüfung

- *Der Schmerz dehnt sich von einer Stelle in verschiedene Richtungen aus.*
- *Schmerzen, die ausstrahlen*
- *Schmerzen beim Urinieren*
- *Blut im Urin*
- *Linksseitige Nieren- und Blasenkoliken*
- *Gichtarthritis der Finger*
- *Ausstrahlende Schmerzen bei Arthritis, Lumbago, Nierenkolik*
- *Von einem bestimmten Punkt in verschiedene Richtungen ausstrahlend*
- *Ständig wandernde Schmerzen, nie an einer Stelle bleibend*
- *Schießend und nach abwärts ausstrahlend*
- *Scharf, zwickend, kneifend, stechend, penetrierend*
- *Schmerzen wie verstaucht oder vertreten*

- *Ziehende, schneidende, nagende, ruckende Schmerzen hier und da*
- *Kommen und enden plötzlich*
- *Schmerzen an kleinen Stellen*
- *Kann wegen der Schmerzen nicht stillsitzen*
- *Heftig schießende Schmerzen durch die Augen in das Gehirn oder von den Schläfen zu den Augen*

<u>Empfindung</u>
Plötzliche, intensive, schnelle Veränderlichkeit auf psychischer wie auch körperlicher Ebene

Bismuthum (Basisches Wismutnitrat)

Bismuthum erzeugt eine Reizung und katarrhalische Entzündung des Verdauungstraktes. Zusätzlich macht es drückend reißende Schmerzen an Hand- und Fußknochen.

Indikationen

- Magenbeschwerden nach abdominellen Operationen: Brechreiz, Erbrechen, unbeschreibliche Magenschmerzen
- Terminalstadium bei Krebs: Übelkeit und Erbrechen, wenn der Patient kein Wasser verträgt. Dosierung: C 30

Schmerzcharakteristika bei der Arzneimittelprüfung

- *Drückende Schmerzen an Kopf, Augen, Abdomen und Hoden*
- *Drückend reißende Schmerzen an Hand- und Fußknochen*
- *Heftige Magenschmerzen und große Angst*
- *Brennen im Magen*
- *Schmerzen besser durch Nach-Hinten-Beugen*
- *Schmerzen besser durch Bewegung*
- *Schmerzen besser durch Reiben und Massieren*

Bothrops lanceolatus (Lanzenotter), Crotalidae

Dieses Schlangengift ist äußerst koagulierend. Zusammengebrochene, hämorrhagische Konstitution, septische Zustände und Blutungen aus jeder Körperöffnung.
Hals und Herz sind besonders betroffen.

Indikationen
- Aphasie: Wirkung auf das Sprachzentrum
- Ataxie (Störung der Koordination)
- Blutungen
- Folgemittel von Arnica bei Apoplex
- Gesichtslähmung
- Hemiplegie rechtsseitig
- Schluckbeschwerden
- Sprechvermögen ist beeinträchtigt
- Strabismus (Schielen)
- Verwaschene Sprache

Allgemeines
Verschlimmerung: rechte Seite

Schmerzcharakteristikum bei der Arzneimittelprüfung
- *Heftige Schmerzen im Bauch, dehnen sich zum Epigastrium aus.*

Empfindung
Umgreifen, umspannen, zusammengeschnürt, es wird enger und enger, strangulierend, ersticken, würgen, zerquetschen, zerdrücken, erdrosseln, beklemmend, bedrückend, umzingelt dich, kesselt dich ein, kraftvolles Verwinden

Botulinum-Nosode

Speisevergiftung von eingemachtem Spinat hat ein klinisches Bild hervorgerufen, das an Bulbärparese erinnert.
Schlucken und Atmung sind erschwert, bis zum Gefühl des Erstickens.
Sehstörungen und unverständliche Sprache, unsicheres Gehen, der Kranke fühlt sich schwach und taumelt.

Indikationen
- Drehschwindel, Doppeltsehen, fortschreitende Augenlähmung
- Erstickungsgefühl
- Gesichtslähmung
- Lebensmittelvergiftung
- Lebensmittelvergiftung durch Muscheln, Fisch, Meeresfrüchte
- Lebensmittelvergiftung durch verdorbene Konserven
- Magenschmerzen krampfartig

Allgemeines
Brennender Durst

Schmerzcharakteristikum bei der Arzneimittelprüfung
- *Magenschmerzen, krampfartig*

Bromium

Die ausgeprägtesten Wirkungen sind an den Atemwegssymptomen zu sehen, besonders an Kehlkopf und Luftröhre. Steinharte Drüsenschwellungen. Diphterieartige Symptome nach einem sehr heißen Sommertag.

Indikationen

- Eiterung der linken Glandula parotis
- Schwellung und Verhärtung der Glandula parotis

Allgemeines

Periodische Schmerzen

Verschlimmerung: Wärme und Überhitzung, links, feuchtwarmes Wetter, abends bis Mitternacht

Verbesserung: Schmerzen sind besser am Meer und bei Seeluft

Schmerzcharakteristikum bei der Arzneimittelprüfung

- *Schmerzen periodisch*

Bryonia alba (weiße Zaunrübe)
Curcurbitaceae, Violales

Bryonia wirkt auf alle serösen Membranen und die Eingeweide, die sie umkleiden. Schmerzen in jedem Muskel. Alle Schleimhäute sind trocken.
Stechen in der Brust, stechender und reißender Schmerz beim Atmen.
Schmerzende, rote, geschwollene und heiße Gelenke.

Indikationen

- „Muskelkater“
- Apoplexie
- Appendizitis
- Appendizitis, „Loslass-Schmerz“
- Darmverschluss
- Epicondylitis: stechende Schmerzen und jede Bewegung ist schmerzhaft.
- Gastralgie
- Husten
- Ischiasschmerz
- Kopfschmerzen anhaltend nach Erschütterung, wenn Arnica nicht mehr hilft
- Lebensmittelvergiftung durch Wurst und Fleisch, bei Trockenheit des Verdauungstraktes, die Kehle fühlt sich sehr trocken an, starke Kopfschmerzen.
- Nach Sprung auf die Fersen aus großer Höhe
- Nackenverletzung
- Rippenbrüche: Verschlimmerung durch die geringste Bewegung
- Sehnenschmerzen
- Tennisellenbogen/Epicondylitis
- Verrenkung, Verstauchung

Allgemeines
Zerschlagenheitsgefühl im ganzen Körper, oft schlimmer gegen 21 Uhr
Verbesserung: Ruhe
Verschlimmerung: Hitze, leichteste Bewegung, 21 Uhr

Schmerzcharakteristika bei der Arzneimittelprüfung

- *Reißende, stechende Schmerzen*
- *Spannende, ziehende, brennende Schmerzen*
- *Gelenkschmerzen, Kopfschmerzen, Brusterkrankungen*
- *Schlimmer durch Hitze, leichteste Bewegung*
- *Zerschlagenheitsgefühl im ganzen Körper*
- *Schlimmer gegen 21 Uhr*
- *Schmerzverlauf rückwärts*

Empfindung
Schneidend, messer-/dolchstichartig, lanzinierend, scharf, stechend, Stiche, kneifend, zwickend

Cactus grandiflorus (Königin der Nacht), Cactaceae

Cactus grandiflorus wirkt auf die Fasern der Ringmuskulatur und ruft daher ein Einschnürungsgefühl, wie von einem eisernen Band hervor. Besonders Herz und Arterien reagieren sofort auf den Einfluss von Cactus. Rasche Bildung von Blutgerinnseln. Der Patient ist pulslos, keuchend und erschöpft.

Indikationen

- Angina pectoris
- Arteriosklerose
- Endokarditis mit Mitralinsuffizienz, zusammen mit heftiger und schneller Herztätigkeit

Allgemeines

Krampfartige Schmerzen, Periodizität

Verschlimmerung: Liegen auf der linken Seite, gegen Mittag, Gehen, Treppensteigen

Verbesserung: im Freien

Schmerzcharakteristika bei der Arzneimittelprüfung

- *Schmerzen heftig, veranlassen zum Aufschreien*
- *Schmerzen zupackend, zusammenschnürend, oft reißend*
- *Gefühl von schmerzhaftem Zusammenziehen mit Draht, wie umschlossen von Drähten, die sich immer fester zusammenziehen*
- *Gefühl von innerlichem Zusammenschnüren, wie von einem Band, in Hals, Brust, Herz, Blase, Rektum und der Körperöffnungen, schlimmer durch Berührung*
- *Gefühl als würde der ganze Körper in einen Schraubstock gepresst*
- *Krampfartiges Gefühl in langen Muskeln*
- *Starkes Pulsieren in Magen und Darm, evtl. auch in den Extremitäten, überall Pochen*

Empfindung

Zusammengezogen, kleiner gemacht, geschrumpft, kontrahiert, gebunden, in der Falle, gedrückt, gepresst, runtergedrückt, unter Druck gesetzt, beklemmt, gepackt, niedergedrückt

Cadmium iodatum

Ein Drüsenmittel, vor allem für die Drüsen des Halses, Tonsillen, Schilddrüse, Brüste, Lymphknoten, Ovarien, Testes.
Wirkung auf Leber, Milz und Pankreas.

Indikationen

- Krebstherapie, nicht unter C 200 geben
- Ulzeration und Nekrose bei Verbrennungen nach Strahlentherapie

Allgemeines

Verschlimmerung: extreme Hitze und starke Kälte

Cadmium sulphuratum

Ein hervorragendes Mittel bei starker Beeinträchtigung des Nervensystems und der Geistesfunktionen wie bei Cholera und Gelbfieber, bei denen zusammen mit Mattigkeit, Erbrechen und äußerster Erschöpfung die Krankheit auf den Tode zuläuft.
Ganz besonders ist der Magen angegriffen, wie Magenkarzinom und hartnäckiges Erbrechen mit Frösteln und Kälte. Gute Wirkung auf den Magen-Darm-Trakt.
Der Patient ist sehr frostig, äußerst erschöpft, schwach und kachektisch. Der Schlaf ist gestört.

Indikationen

- Erbrechen ist kaffeesatzartig, gelb
- Folgen von Bestrahlungstherapie und Chemotherapie
- Kollaps (DD: carbo-v.)
- Magenkarzinom
- Schock
- Terminalstadium Krebs: Übelkeit und Erbrechen

Allgemeines

Verschlimmerung: nach Schlaf, im Freien, Stimulantien
Verbesserung: Essen und Ruhe

Dosierung

C 30, häufige Wiederholung

Schmerzcharakteristika bei der Arzneimittelprüfung

- *Schmerzen schneidend, lanzinierend*
- *Starkes Brennen*

Calcium carbonicum (Austernschalenkalk)

Dieses Mittel heilt Störungen der Drüsen, Haut und Knochen bis zu Erschöpfungszuständen geistiger oder körperlicher Art, aufgrund von Überarbeitung. Abszesse in den tiefen Muskeln, Polypen und Exostosen.

<u>Indikation</u>

- Komplementärmittel bei Verrenkung oder Verstauchung

<u>Allgemeines</u>

Verschlimmerung: geistige und körperliche Anstrengung, Steigen, Kälte in jeder Form

Verbesserung: trockenes Klima und Wetter, Liegen auf der schmerzhaften Seite

<u>Schmerzcharakteristika bei der Arzneimittelprüfung</u>

- *Bohren, Stechen und Klopfen in den Knochen*
- *Schmerzen, als würden die Teile platzen, als würden sie auseinandergedrückt, auseinandergeschoben*
- *Stechen und Schneiden in äußeren und inneren Teilen*
- *Wie verrenkt in äußeren Körperteilen*
- *Oft von örtlichem oder allgemeinem Kältegefühl begleitet*
- *Verschlimmerung durch feuchte Kälte und Waschen mit kaltem Wasser*
- *Schmerzverlauf nach innen*

Calcium fluoratum (Kalziumfluorid, Flussspat)

Ein wirkungsvolles Gewebemittel für harte, steinige Drüsen, varikö-se und erweiterte Venen und mangelhaft ernährte Knochen. Entzündung und Vereiterung von Knochen. Karies und Nekrose mit bohrenden Schmerzen und Hitze.

Indikationen

- Augenverletzung
- Mamma: harte Knoten
- Keloidbildung
- Knochenexostosen
- Knochentumoren hart durch Verletzung
- Kropf
- Radiumtherapie, Nebenwirkung
- Osteomalazie
- Osteoporose
- Periostitis
- Knochenbrüche wiederholt

Schmerzcharakteristika bei der Arzneimittelprüfung

- *Schmerzhaftigkeit der Teile, auf denen man liegt, können recht warm sein, meist warm.*

Calcium phosphoricum

Besonders angezeigt bei verspäteter Zahnung und Beschwerden, die zu dieser Zeit auftreten. Knochenerkrankungen, Nicht-Zusammenwachsen von gebrochenen Knochen.

Indikationen

- Wachstumsschmerzen
- Wiederholte Knochenbrüche

Allgemeines

Verschlimmerung: jede Form von Wetterwechsel, schmelzender Schnee, feucht-kaltes Wetter

Verbesserung: Sommer, trockene Atmosphäre

Schmerzcharakteristika bei der Arzneimittelprüfung

- *Schmerzen durch die Muskeln, bis zu den Gelenken*
- *Schmerzen schießend, ziehend, brennend, drückend*
- *Umherfliegende Schmerzen in allen Teilen des Rumpfes und der Glieder nach Durchnässung im Regen*
- *Wachstumsschmerzen nachts, bei schnell wachsenden Kindern*
- *Schmerzen entlang der Suturen oder an den Symphysen*
- *Jede Erkältung verursacht Schmerzen in den Gelenken und Suturen.*
- *Schmerzen an kleinen Stellen*
- *Kälte-, Kribbel- oder Taubheitsempfindung bei Schmerzen*
- *Empfindung, wie nach elektrischen Schlägen, kann nicht aufrecht stehen, schreckliche Rucke in den Muskeln des Körpers, die ihn fast vom Stuhl werfen*

Calcium sulphuricum

Ein Mittel für Eiterungsprozesse, nachdem der Eiter ein Ventil gefunden hat. Die Schleimabsonderungen sind gelb, dick und klumpig.

Indikationen

- Abszesse
- Augenverletzung durch einen Splitter
- Augenverletzung: Eiter in der Vorderkammer, Fremdkörpergefühl, muss das Auge verbinden.

Allgemeines
Verschlimmerung: Hitze

Schmerzcharakteristika bei der Arzneimittelprüfung

- *Schmerzen brennend, schneidend, drückend, stechend*

Calendula (Ringelblume), Asteraceae

Calendula ist nützlich bei offenen, nicht heilenden Wunden. Es fördert die gesunde Granulation und rasche Primärheilung, da es dem verletzten Gewebe Sauerstoff zuführt.
Der Schmerz ist außerordentlich stark und steht in keinem Verhältnis zu der Verletzung. Calendula wirkt blutstillend und verhindert starke Narbenbildung. Außerdem wirkt es antiseptisch und verhindert eine Infektion.

Indikationen

- Abszesse
- Augenverletzung
- Bisse: Tierbisse
- Endoskopische Eingriffe: Schmerzen
- Frostbeulen, die sich öffnen und eitern
- Katheterisation schmerzhaft
- Krebs mit fauligen Absonderungen
- Muskelriss
- Offene Schnittwunden als Wundspülung, Urtinktur
- Phantomschmerz
- Schlechte Wundheilung bei Zahnextraktion
- Schmerzlinderung, besonders bei Wunden
- Schusswunde
- Stinkende Absonderung bei offenen Krebswunden (Urtinktur)
- Stumpfneuralgie
- Verbrennung
- Verletzung der Wirbelsäule
- Wunde nach chirurgischem Eingriff
- Wunden, Abschürfungen und Schnitte
- Wundversorgung: Dammriss nach Entbindung
- Zahnextraktion

Allgemeines
Verschlimmerung: bei feuchtem, drückendem und bewölktem Wetter

Dosierung
Calendula-Essenz: Blutstillung und Wundreinigung, bei offenen Risswunden
C 6 oder C 30 bei Wundinfektion
C 30 innerlich und Urtinktur äußerlich verdünnt und erwärmt bei Dekubitus

Empfindung
Verletzt, gekränkt, schockiert, verbrannt oder verbrüht, Furcht vor Berührung, Furcht vor Annäherung und Verletzung

Camphora (Kampferbaum), Lauraceae

Camphora zeigt das Bild eines Kollapszustandes. Eisige Kälte des ganzen Körpers, kalter Schweiß, plötzlicher Kräfteverlust und kleiner und schwacher Puls.
Wenn nach Operationen Unterkühlung und niedriger Blutdruck vorhanden sind. Dieser Zustand ist bei Cholera anzutreffen und hier hat Kampfer seinen klassischen Ruhm erworben. Als Herzstimulans ist Kampfer ein zufriedenstellendes Mittel in der Notfallmedizin.

Indikationen

- Blässe
- Erschöpfung
- Frösteln (blau angelaufene Haut)
- Grippaler Infekt
- Hitzschlag
- Kollaps
- Operation/chirurgischer Eingriff
- Schock
- Zyanose

Allgemeines

Mangel an Lebenswärme, aber Verschlimmerung durch Wärme!
Verschlimmerung: zugedeckt werden ist un(v)erträglich, Bewegung, Berührung, kalte Luft
Verbesserung: Wärme

Schmerzcharakteristika bei der Arzneimittelprüfung

- *„Die meisten Schmerzen waren am ersten Tage nur in einem Zustande der halben Aufmerksamkeit auf sich vorhanden, - daher auch beim Einschlafen Reißen in verschiedenen Teilen des Körpers – und waren verschwunden, v.a. der Kopfschmerz, sobald er sich bewusst ward, dass er Schmerzen habe und darauf genau Acht gab; im Gegenteil konnte er am anderen Tag durch die Einbildung Schmerzen hervorrufen, oder er empfand sie* *vielmehr nur bei einer angestrengten Aufmerksamkeit auf sich selbst, befand sich daher am wohlsten, wenn er nicht an sich dachte".*

- *Schmerzhaftigkeit der Beinhaut aller Knochen*

Empfindung

Verwirrt, verdutzt, benebelt, isoliert, nicht zugehörig, betäubt

Camphoricum acidum

Indikationen

- Katheterisation schmerzhaft
- Prophylaktikum gegen Katheterfieber, Urtinktur

Cantharis (spanische Fliege)

Cantharis wirkt besonders stark auf die Urogenitalorgane mit heftigen Entzündungen. Roheit und Wundheitsschmerz und brennende Schmerzen mit unerträglichem ständigem Harndrang. Die von Cantharis hervorgerufenen Blasen-, Nieren, Ovarien-, Meningen-, Pleura- und Pericardzündungen sind gewöhnlich mit Blasenreizung verbunden.

Indikationen

- Blasenentzündung/Zystitis
- Brennende Schmerzen
- Elektrischer Schock
- Frostbeulen: Schmerzen sind wie bei Verbrennungen
- Harnwegsinfekt
- Katheterisation schmerzhaft
- Nierenversagen/Harnsperre
- Sonnenbrand
- Verbrennung

Allgemeines

Verschlimmerung: Berührung, Wasserlassen, Trinken von kaltem Wasser

Verbesserung: Reiben

Schmerzcharakteristika bei der Arzneimittelprüfung

- *Äußerlich und innerlich brennende Schmerzen wie roh und wund*
- *Arge Schmerzen mit Jammern und Wimmern*
- *Innerlich schneidend oder stechend*
- *Reißendes Stechen nach innen zu*
- *Scharf lanzinierend entlang einer Nervenbahn*
- *Wundschmerz wie gequetscht und zerschlagen*
- *Schmerzverlauf nach innen*

Empfindung

Brennen, Hitze, stechend, beißend, nadelartig stechend, brennend stechend, veränderlich

Capsicum (spanischer Pfeffer) Solanaceae

Das Mittel ist angezeigt bei schlaffen, erschöpften Patienten mit Reaktionsmangel. Es wirkt auf die Schleimhäute und ruft ein Einschnürungsgefühl hervor. Brennende Schmerzen und allgemeine Frostigkeit. Myalgie, Schmerzen und Zucken der Muskeln.

<u>Indikationen</u>
- Halsschmerzen/Pharyngitis
- Mastoiditis
- Ohrenschmerzen

<u>Allgemeines</u>
Verbesserung: Hitze
Verschlimmerung: nasskalte Umschläge der Schleimhäute, geringste Berührung

<u>Schmerzcharakteristika bei der Arzneimittelprüfung</u>
- *Brennende Schmerzen, wie mit rotem Pfeffer bestreut mit äußerlichem Frösteln und innerlichem Brennen*
- *Drückende, beißende Schmerzen*
- *Fadenförmiger Schmerz*
- *Ziehende, durch Bewegung erregte Schmerzen in den Gliedern*
- *Schmerzverlauf nach unten*
- *Druckgefühl und Schmerzen während und nach eines Fluges*
- *Stechendes Brennen hinter dem Ohr oder Reißen in der Ohrmuschel*
- *Drücken im Ohr, auch klemmendes, mit Geschwulstgefühl, beim Husten*
- *Ohrenreißen*
- *Reißen hinter dem linken Ohr*
- *Akute Mittelohrentzündung mit Mastoiditis, mit Perforation des Trommelfells und dickem, gelbem Eiter. Die Region ist heiß und berührungsempfindlich, gesamtes Ohr sehr heiß und geschwollen.*

- *Schmerzen scharf und lanzinierend bis in die Gesichtsknochen, brennend und stechend*
- *Tiefsitzende Schmerzen, schlimmer durch Husten*
- *Chronische Otitis mit Vereiterung, mit berstenden Kopfschmerzen und Frösteln*
- *Schwellung hinter dem Ohr, am Felsenbein hinter dem Ohr, bei Berührung schmerzhaft*
- *Schwere Mastoiditis mit brennenden Schmerzen, mit Knochenhautentzündung und drohender Nekrose*

Empfindung

Gewalt, plötzlich, spalten, zersplittern, berstend, explosiv, spastisch, ruckartig, zuckend, schießend, Apoplex, gewalttätiger Terror, zerreißend, pulsierend, zusammenziehend, erstickend

Carbo animalis (Tierkohle)

Ein Mittel nach schwächenden Erkrankungen mit schwachem Kreislauf und verminderter Vitalkraft. Die Drüsen sind verhärtet, die Venen erweitert und die Haut ist blau. Ein Stechen bleibt nach einer Brustfellentzündung bestehen.
Ulzeration und Gewebszerfall. Alle Absonderungen sind stinkend.

Indikationen
- Abdomen ausgedehnt nach Operation
- Blutungen
- Blutungen bei Gebärmutterkrebs
- Uteruskrebs mit brennenden Schmerzen die Oberschenkel hinab

Allgemeines
Verschlimmerung: Verlust von Körperflüssigkeiten

Schmerzcharakteristika bei der Arzneimittelprüfung
- *Schmerzen brennend, besser durch Handauflegen auf die betroffene Stelle*
- *Harte, schmerzhafte Drüsenschwellungen*

Carbo vegetabilis (Holzkohle)

(DD: Camphora)
Zerfall und mangelhafte Oxidation ist die Leitidee dieses Mittels. Der Körper wird blau und eiskalt. Bakterien finden in dem beinahe leblosen Blutstrom einen nährreichen Boden, und es folgen Sepsis und typhoide Zustände und der Patient droht zu kollabieren. Der Patient ist fast leblos, schwach, er ist alt, schwitzt, kein Sauerstoff mehr im Körper, kurz vor dem Zusammenbruch und braucht frische Luft.
Alle Beschwerden sind gepaart mit einer brennenden Empfindung.
Die Schmerzen werden begleitet von Angst, Hitze, verzweifelter Hoffnungslosigkeit und Mattigkeit.

Indikationen

- Anästhesie: Komplikationen
- Aufstoßen
- Blähungen postoperativ
- Blutungen
- Blutvergiftung/Sepsis
- Darmverschluss nach Operation
- Dehydration nach Flüssigkeitsverlust
- Flatulenz
- Frostbeulen während der Schmerzen bei der Aufwärmphase
- Geschwür/Ulcus
- Kollaps
- Lebensmittelvergiftung durch Muscheln, Fisch, Meeresfrüchte mit Zusammenschnürung im Hals, Schwindel und Taumeln, kollapsähnlicher Zustand, der Bauch ist aufgetrieben, Brustbeklemmung, sterbensblass
- Lebensmittelvergiftung durch verdorbene Eier
- Medikamente, Reaktionen; Dosierung: C 30
- Operation/chirurgischer Eingriff
- Schmerzen nach Erfrierungen mit Brennen und Jucken = Belebungsschmerz

- Schock und Kollaps
- Splitterschmerz
- Sterben: der Patient liegt im Sterben, es ist kaum noch Leben in ihm.
- Terminalstadium Krebs: Atembeschwerden
- Zyanose

Allgemeines
Schmerzverlauf abwärts
Verbesserung: Hitze

Schmerzcharakteristika bei der Arzneimittelprüfung
- *Brennende innerliche und äußerliche Schmerzen*
- *Schmerzen in den Gliedern und Knochen*
- *Schmerzen in Geschwüren, Venen, Kapillaren, Kopf*
- *Innen Brennen und Hitze, außen Kälte*
- *Brennen wie Feuer*
- *Splitterschmerz*
- *Rheumatisches Ziehen und Reißen mit Lähmigkeit, vor allem in den Gliedern, mit Blähungsbeschwerden oder mit Atemversetzung, wenn es die Brust befällt*
- *Schmerzen mit Angst, Hitze und verzweifelter Hoffnungslosigkeit und Mattigkeit danach*
- *Schmerzverlauf abwärts*

Unterscheidung
Carbo vegetabilis – China - Lycopodium

- Carbo vegetabilis: Aufstoßen und Flatulenzen bessern
- China: keine Besserung durch Aufstoßen und Flatulenzen
- Lycopodium: starke schmerzhafte Flatulenzen

Carbolicum acidum (Carbolsäure)

Dieses Mittel wirkt vorrangig auf das Zentralnervensystem, besonders bei Sensibilitätsausfall, motorische Lähmung, herabgesetzte Atemfunktion, Lähmung des Atemzentrums. Rasches Schwinden der Lebenskräfte.
Die Schmerzen sind schrecklich, sie kommen und gehen plötzlich. Innerliche Gewebszerstörung mit stinkendem Geruch. Absonderungen sind übelriechend.
Ein starkes Leitsymptom ist die gesteigerte Geruchsempfindlichkeit.

Indikationen

- Allergische Reaktionen
- Anaphylaktischer Schock, ev. durch Bienenstich
- Fraktur: offene Knochen liegen frei
- Kollaps
- Schock
- Schwacher Puls
- Verbrennung: wenn die Hautblasen reißen und es entstehen Eiterungen mit fauligem Mundgeruch
- Wespenstich

Allgemeines

Gefühl von Zusammenschnüren durch ein Band
Verschlimmerung: kalte Luft, im warmen Zimmer

Schmerzcharakteristika bei der Arzneimittelprüfung

- *Schmerzen erscheinen und verschwinden plötzlich*
- *Stechen wie Nadeln am ganzen Körper*
- *Brennende Schmerzen*

Empfindung der Säuren

Gemeinsame klinische Eigenschaften der Säuren sind beißend-ätzend, Schwäche und Reizbarkeit, Blutungen, Muskelschwäche, saure und reizende Leukorrhoe, Atemnot und Husten, Diarrhoe, in seltenen Fällen Schwerhörigkeit, Verschlimmerung der Symptome durch Kaffee.

„Unablässige, kräftezehrende und anstrengende Suche nach Vereinigung, nach Einheit."

Carduus marianus (Mariendistel), Asteraceae

Die Wirkung dieses Mittels konzentriert sich auf die Leber und das Pfortadersystem, verursacht Wundheit, Schmerzen und Gelbsucht. Bei wassersüchtigen Zuständen durch Leberkrankheit und durch Blutrückstau ins Becken sowie Lebererkrankungen. Stört den Zuckerstoffwechsel.

Indikationen

- Chemotherapie: während und nach Chemotherapie in D 6
- Gallenblase: Schwellung mit schmerzhafter Empfindlichkeit
- Gallenkolik
- Leber- und Entgiftungsmittel
- Lebererkrankungen und -belastungen
- Lebergegend schmerzhaft
- Varizen

Allgemeines

Verschlimmerung: Essen, Bewegung, Druck, Berührung

Schmerzcharakteristika bei der Arzneimittelprüfung

- *Schmerzen drückend, ziehend, brennend, stechend, wandernd*

Empfindung

Verletzt, gekränkt, schockiert, verbrannt oder verbrüht, Furcht vor Berührung, Furcht vor Annäherung und Verletzung

Causticum (Ätzstoff)

Causticum zeigt seine Wirkung hauptsächlich bei chronisch rheumatischen, arthritischen und paralytischen Leiden, die durch reißende, ziehende Schmerzen in Muskel- und Fasergewebe gekennzeichnet sind. Brennen, Roheit und Wundheit sind charakteristisch.

Indikation

- Verbrennung

Allgemeines

Verbesserung: Bettwärme, Hitzeanwendung, Schwitzen (außer bei den Fingerschmerzen: Verschlimmerung durch Hitze)
Verschlimmerung: trockenes Wetter

Schmerzcharakteristika bei der Arzneimittelprüfung

- *Schmerzen wie aufgerauht*
- *Blitzartige Schmerzen bei lokomotorischer Ataxie*
- *Brennende Schmerzen, äußerlich und innerlich, wo sie hingreift, brennt es.*
- *Schmerzen sind krampfhaft, paralytisch, ziehend.*
- *Reißen in den Gelenken erstreckt sich in die Knochen.*
- *Wie Stromstöße bei Lähmungen*
- *Postoperative Harnverhaltung*
- *Für die Spätfolgen von Verbrennungen*
- *Wie ein Schnitt, eine Wunde, wie von einem Stein*
- *Wundheitsgefühl in den Schleimhäuten, als ob die Teile roh wären*
- *Seite, Hüfte, Oberschenkel, worauf man liegt, wie zerschlagen, weh, wie gedrückt*

Chamomilla (Kamille), Asteraceae

Bei Chamomilla sind die Schmerzen unerträglich. Chamomilla ist empfindlich, reizbar, durstig, heiß und mit Taubheitsgefühl. Viel Zorn und große Reizbarkeit. Das Kind muss umhergetragen werden, ist untröstlich, launisch, verlangt nach etwas und wirft es dann weg. Der Stuhl hat den Geruch von faulen Eiern und ist spinatgrün.

Indikationen

- Abnorme Schmerzempfindlichkeit
- Darmverschluss
- Koliken
- Ohnmacht
- Ohrenschmerzen: Schwellung und Hitze machen den Patienten verrückt
- Zahnung
- Zahnschmerzen

Allgemeines

Abneigung gegen Berührung
Verschlimmerung: Hitze, Ärger, Wind, nachts gegen 21 Uhr
Verbesserung: Getragenwerden, feucht-warmes Wetter, Wärme (außer bei Zahnschmerzen)

Schmerzcharakteristika bei der Arzneimittelprüfung

- *Betäubende Schmerzen*
- *Schmerzen sind schlimmer durch Hitze*
- *Klopfende Schmerzen, wie von verborgener Eiterung*
- *Dumpfe Stiche an verschiedenen Stellen des Körpers, teils auf einmal an mehreren Stellen gleichzeitig, teils sprungweise bald hier, bald da, vor allem in der Tiefe der Gelenke*
- *Schmerzen wie elektrische Schläge mit lähmungsartigem Schmerz, der wie die Stiche dem Verlauf der Nerven folgte*
- *Ziehende und reißende Schmerzen, fast nie ohne eine gleichzeitige lähmige oder taube Empfindung in dem Teil*

- *Zuckende, schießende, prickelnde Schmerzen*
- *Unerträglich scheinende, bis zur Verzweiflung treibende und durch jede Bewegung erhöhte Schmerzen*
- *Knochenschmerzen nachts*
- *Auf heftige Schmerzen folgt taubes Gefühl oder Lähmungsschmerz*
- *Wenn der Schmerz anfängt, ist gleich Schwäche zum Niedersinken da*
- *Schmerzen machen unruhig, muss herumgehen, kann sich nicht hinlegen*
- *Durch Schmerzen Durst, Schweiße, schlaflos*

Empfindung

Verletzt, gekränkt, schockiert, verbrannt oder verbrüht, Furcht vor Berührung, Furcht vor Annäherung und Verletzung

Chelidonium (Schöllkraut), Papaveraceae

Ein hervorragendes Lebermittel. Die gelbsüchtige Haut und der ständige Schmerz unter dem unteren rechten Schulterblattwinkel sind sichere Indikationen.

Indikationen

- Hautjucken/Pruritus
- Ikterus
- Leber- und Gallenkoliken
- Operation/chirurgischer Eingriff
- Rechte untere Lunge: rechtsseitige Pleuritis
- Starker Schmerz im rechten Oberbauch erstreckt sich bis zum Rücken.

Allgemeines

Verbesserung: heiße Anwendungen und heiße Getränke, feste Bandage um den Bauch

Verschlimmerung: jede Bewegung

Schmerzcharakteristika bei der Arzneimittelprüfung

- *Brennende Schmerzen*
- *Dumpfe Schmerzen; Quetschungsgefühl; Wehgefühl*
- *Krampfhafte Schmerzen von dumpfem oder schießendem Charakter*
- *Paralytisches Ziehen und Lahmheit in einzelnen Teilen lassen ihn erstarren.*
- *Schmerzen wechseln oft rasch den Ort, verschwinden nach dem Mittagessen für einige Stunden, hindern vor Mitternacht am Einschlafen, wecken morgens zwischen 4 und 5 Uhr aus dem Schlaf und werden beim Erwachen zur gewohnten Zeit empfunden.*

Empfindung

Intensiver Schmerz jeglicher Art mit großer Intensität, Folter; Qual, intensives heftiges Leiden, Gewalt, Schreck und Schock, höllenähnlicher Zustand

China officinalis (Chinarindenbaum), Rubiaceae

Schwäche durch erschöpfende Absonderungen und durch den Verlust von Körperflüssigkeiten, zusammen mit Nervosität.
Sehr empfindlich gegen Luftzug und gegen leichte Berührung.

Indikationen

- Blutungen
- Chemotherapie, Nebenwirkung
- Dehydration nach Flüssigkeitsverlust
- Flatulenz
- Gallenkolik
- Kollaps als Folge von Blutverlust
- Ohnmachtsneigung mit Klingen in den Ohren
- Operation/chirurgischer Eingriff
- Postoperative Blähungsschmerzen
- Starke Blähungskolik und Tympanie nach Operation

Allgemeines

Verbesserung der Schmerzen durch leichten und harten Druck
Verschlimmerung: Aufstoßen und Blähungsabgang erleichtert nicht die Auftreibung, leichteste Berührung

Schmerzcharakteristika bei der Arzneimittelprüfung

- *Dehnender, höchst empfindlich ziehender Schmerz fast in allen Knochen, bald in diesem, bald in jenem, welcher im Liegen anfänglich auf einige Augenblicke nachließ, dann aber desto heftiger zurückkehrte.*
- *Zuckend reißende Schmerzen (bei Neuralgie, Ischias); vor allem schlimmer durch leichte Berührung*
- *Reißender (ziehender) Druck oder drückendes Reißen (Ziehen)*
- *Wie „Zersprengungsschmerz“.*
- *Zwickende, reißende, schneidende Schmerzen*
- *WIE WUNDSEIN*

- *Schmerz der Gelenke im Sitzen und Liegen; die Glieder vertragen nicht, dass man sie auf einer Stelle ruhig liegen lässt, wie nach einer übermäßigen Ermüdung auf einer großen Reise, oder wie nach einer großen Entkräftung durch übermäßiges Blutlassen oder allzu häufigen Samenverlust; man muss die Glieder bald hierhin, bald dorthin legen, und sie bald biegen, bald aber wieder ausstrecken.*
- *Schmerzen in jedem Gelenk, den Knochen, der Knochenhaut, als wenn sie stark gespannt wäre*
- *Knochenschmerz in den Gelenken der Rippen, der Gliedmaßen, der Achseln und den Schulterblättern, als wenn sie zerschlagen wären, wenn er sich nur im Geringsten rührt und bewegt*
- *Es tut ihm alles weh, die Gelenke, die Knochen und die Beinhaut, wie wenn er sich verhoben hätte und wie ein Ziehen und Reißen, vor allem im Rückgrat, im Kreuz, im Knie und den Oberschenkeln.*
- *Schmerzen täglich zur selben Zeit*
- *Schmerzen beginnen allmählich.*
- *Schmerzen mit Lähmigkeit oder Schwäche der befallenen Teile*
- *Der Verlauf der Nerven wird durch den Schmerz oft deutlich markiert.*
- *Schmerzen durch Wind oder kalte Luft*
- *Schmerzen bereits durch über den Körper wehenden Luftstrom*
- *Schmerzverlauf nach außen; kreuzweise*
- *Ziehender Schmerz (auf den Knochen der Oberschenkel), als wenn die Beinhaut mit einem stumpfen Messer geschabt würde*

Empfindung
Überstimulation, die verschlimmert.

Cholesterinum

Cholesterin ist der physiologische Antagonist von Lezithin und spielt eine Rolle im Wachstum von Tumoren. Brennender Schmerz im rechten Hypochondrium und die Zunge ist gelblich verfärbt.

Indikationen
- Gallenkolik
- Gallensteine
- Krebs der Gallenblase
- Leberkrebs
- Lebervergrößerung
- Leberzirrhose

Allgemeines
Verschlimmerung: Berührung, Erschütterung

Dosierung
D 3 und D 6

Schmerzcharakteristika bei der Arzneimittelprüfung
- *Schmerz an Seite und Bauch nach vielem Essen, stützt die Hände auf das Becken.*
- *Brennende Schmerzen in beiden Seiten der Taille, hält beim Gehen seine Hand auf die Seite, wegen der Schmerzen.*

Cicuta virosa (Wasserschierling), Apiaceae

Cicuta wirkt auf das Nervensystem und ruft spasmodische Beschwerden hervor wie Schluckauf, Kinnbackenkrampf, Tetanus und Konvulsionen. Charakteristische Symptome sind das Nach-Hinten-Biegen von Kopf, Hals und Rückgrat.

<u>Indikationen</u>

- Erstickungsgefahr bei verschluckter Gräte oder scharfem Knochenstück
- GEFÜHL VON ELEKTRISCHEN SCHLÄGEN INFOLGE COMMOTIO CEREBRI
- Krämpfe oder Schwindel nach Kopfverletzung
- Ösophagusstriktur
- Schluckauf
- Wundheitsschmerz, oder wie von Stoß oder Schlag an verschiedenen Stellen
- Ziehende Schmerzen in den Gliedern

<u>Allgemeines</u>

Verschlimmerung: Berührung, Erschütterung

<u>Schmerzcharakteristika bei der Arzneimittelprüfung</u>

- *Wundheitsschmerz, oder wie von Stoß oder Schlag an verschiedenen Stellen*
- *Ziehende Schmerzen in den Gliedern*

<u>Empfindung</u>

Akut, hypersensitiv, Klumpen bildend, taub, trocken

Cimicifuga racemosa (Amerikanisches Wanzenkraut) Ranunculaceae

Dieses Mittel hat eine breite Wirkung auf das Zentralnervensystem und das Muskelsystem sowie auf Uterus und Ovarien. Charakteristisch sind die muskulären und krampfartigen Schmerzen, in erster Linie nervlichen Ursprungs, die in fast jedem Körperteil auftauchen. Schmerzen wie elektrische Schläge.

Indikationen

- Hexenschuss
- Ischiasschmerz: Schmerzen im Lumbal- und Sakralbereich, die Oberschenkel hinunter und durch die Hüften
- Schmerz quer über das Becken von Hüfte zu Hüfte
- Schneidender Schmerz im Bereich der linken Hüfte, der zum Aufstehen zwingt.
- Steifheit und Kontraktur in Nacken und Rücken

Allgemeines

Verbesserung: Schmerzen besser durch Druck, Hinsetzen, Wärme und Essen

Verschlimmerung: am Morgen, Kälte

Schmerzcharakteristika bei der Arzneimittelprüfung

- *Schmerzen wie Stromschläge hier und da*
- *Schmerzen scharf stechend an verschiedenen Stellen*
- *Schmerzen der Muskeln, Zerschlagenheitsgefühl überall mit Ziehen und Jucken, evt. so schmerzhaft, dass er nicht mehr liegen kann, schlimmer durch Berührung.*
- *Schmerzen beginnen plötzlich.*

Empfindung

Überempfindlich, elektrische Schläge, scharfer, stichartiger, stechender Schmerz wie Dolchstöße

Cina maritima (Wurmsamen, Blütenköpfchen der Artemisia maritima), Asteraceae

Ein Mittel bei Eingeweidereizung wie z.B. durch Würmer und begleitende Beschwerden. Schmerz in Stößen. Schmerzhaftes Winden um den Nabel, der auch beim Aufdrücken schmerzt.

Indikation

- Magenschmerzen: der Bauch ist aufgetrieben und hart bei Kindern

Allgemeines

Verschlechterung: Würmer, nachts, Sommer, Sonne
Verbesserung: Bauchlage

Schmerzcharakteristika bei der Arzneimittelprüfung

- *Lähmig ziehende Schmerzen in den Gliedern*
- *Schmerzen in Schockwellen*
- *Schmerzhafte Empfindlichkeit aller Glieder beim Bewegen und Anfassen*
- *Stumpf stechendes Klemmen und Drücken*
- *Klammartiges Reißen, Ziehen und Zucken*
- *Brennende Stiche an verschiedenen Stellen*

Empfindung

Verletzt, gekränkt, schockiert, verbrannt oder verbrüht, Furcht vor Berührung, Furcht vor Annäherung und Verletzung

Coca (Blatter des Kokastrauches)
Erythroxylaceae, Linales

Die göttliche Pflanze der Inkas – das Mittel der Bergsteiger wegen der Begleiterscheinungen wie Herzklopfen, Atemnot, Angst und Schlaflosigkeit.

Indikationen

- Höhenkrankheit
- Ohnmacht beim Besteigen eines Berges
- Schwinden der Stimme (Sänger)

Allgemeines

Verbesserung: Fahren, schnelle Bewegung im Freien
Verschlimmerung: Aufsteigen, große Höhen

Cocculus indicus (Kockelsamen)
Mensispermaceae, Ranuncales

Schmerzhafte Kontraktur der Glieder und des Rumpfes, Tetanus. Zerschlagenheitsschmerzen auch in inneren Organen, außen wie zerschlagen, ebenso in den Knochen.

Indikationen

- Apoplexie
- Darmverschluss
- Drehschwindel
- Reisekrankheit mit starker Übelkeit, Schwindel, Erbrechen und Durchfall

Allgemeines

Verschlimmerung: Mangel an Schlaf und die Besorgnis um Angehörige

Schmerzcharakteristika bei der Arzneimittelprüfung

- *Lähmiges Ziehen und Reißen, ruckweise und anhaltend, in den Gliedern und in den Knochen*
- *Zerschlagenheitsschmerzen auch in inneren Organen*
- *Außen wie zerschlagen, ebenso in den Knochen*
- *Zusammenschnüren in inneren Teilen*
- *Wühlende Knochenschmerzen in den Gliedern*
- *Rheumatische Schmerzen mit heißer Schwellung der betroffenen Teile*

Coccus cacti (Schildlaus)

Die klinischen Symptome sind krampfhafter Husten, Keuchhusten, katarrhalische Zustände der Blase und krampfhafte Schmerzen in den Nieren.

Indikation

- Insekt im Auge/Fremdkörper im Auge

Allgemeines

Verschlimmerung: linke Seite, Berührung, leichteste Anstrengung
Verbesserung: Gehen

Empfindung

Brennen, Hitze, stechend, beißend, nadelartig stechend, brennend stechend, veränderlich

Coffea cruda (ungeröstete Kaffeebohnen), Rubiaceae

Coffea cruda stimuliert die funktionelle Aktivität aller Organe, verstärkt die Aktivität von Nerven und Gefäßen.
Überempfindlichkeit gegen Schmerzen und ungewöhnliche Aktivität des Geistes und des Körpers. Böse Folgen von plötzlicher Gemütsbewegung, Überraschung und Freude.
Kann Freude und Glück nicht ertragen, ist danach völlig überwältigt.
Äußerste Erregbarkeit. Die Sinne sind so übertrieben erregt, dass sie sehr schmerzhaft sind.
Ekstatische Zustände und ein überstimuliertes Nervensystem.
Ein gutes Mittel bei Schlaflosigkeit mit großem Gedankenandrang, der Kopf ist nie frei, voller geistiger Aktivität.

Indikationen

- Ohnmacht durch Schmerz
- Ohnmacht: die größte Überempfindlichkeit der Nerven und des Geistes, fällt davon in Ohnmacht
- Tremor (Zittern)

Allgemeines

Verschlimmerung: Geräusche, z.B. Geräusche bei Zahnschmerzen, Luftzug, Narkotika,
Große Empfindlichkeit gegenüber Lärm, Geschmack und andere Reize
Große Berührungsempfindlichkeit
Verbesserung: Wärme (aber die Zahnschmerzen sind schlimmer durch warme Getränke), Hinlegen, im Freien

Schmerzcharakteristika bei der Arzneimittelprüfung

- *Schmerzen sind intensiv, stechend, brennend, mit Rötung und Hitze der Haut und mit Ausschlag*
- *Schmerzen verschwinden schnell wieder.*
- *Spannungsschmerz*

- *Ist durch Schmerzen am Ende seiner Kräfte*
- *Die Schmerzen treiben zur Verzweiflung, mit Neigung zum Weinen.*

<u>Empfindung</u>
Überstimulation, die verschlimmert.

Colchicum autumnale (Herbstzeitlose), Liliaceae

Besitzt eine ausgeprägte Wirkung auf die Muskelgewebe, das Periost und die Synovialis der Gelenke. Es hat die spezifische Fähigkeit, Gichtanfälle zu lindern.
Die leidenden Körperteile sind heiß, rot und geschwollen mit reißenden Schmerzen. Oft verbunden mit Verdauungsproblemen im Herbst.

Indikationen

- Darmverschluss
- Erfrierungen: Fingerspitzen sind taub, Kribbeln wie von Nadeln in Händen und Handgelenken.

Allgemeines

Verschlimmerung: geistige Anstrengung, Bewegung, Berührung, warmes Wetter, abends, nachts
Verbesserung: Nach-Vorne-Beugen

Schmerzcharakteristika bei der Arzneimittelprüfung

- *Brennende Schmerzen in Körperhöhlen, vor allem im Abdomen*
- *Von Lähmigkeit oder wirklicher Lähmung begleitete Schmerzen*
- *Reißende Schmerzen in den Gelenken und Muskeln*
- *Reißend spannende Schmerzen an kleinen Stellen zur selben Zeit, ändern rasch die Stelle.*
- *Schnell wandernde Schmerzen*
- *Stechendes, ruckendes Ziehen in den Muskeln und der Knochenhaut, besonders bei kaltem Wetter*
- *Ziehen, Zucken und Reißen in verschiedenen Muskeln, besonders im Gesicht, wie auch in den Augenlidern und Schneidezähnen*
- *Die Schmerzen sind so übermäßig stark, dass sie fast verrückt machen, schlimmer abends.*
- *Schmerzen an kleinen Stellen*
- *Schlimmer vor Eintritt der Nacht bis zum Tagesanbruch*

- *Besonders abends so unerträglich, dass sie zu wütender Verzweiflung bringen.*

Empfindung

Ausgestoßen, herausgezwängt, herausgedrückt, beklemmt, genötigt, gezwungen, zusammengezogen

Colocynthis (Koloquinte), Cucurbitaceae, Violales

Entwickelt seine meisten Symptome im Abdomen und im Kopf, wo es intensive Neuralgien verursacht. Es ist besonders passend für reizbare Personen, die sich leicht ärgern. Krämpfe, Zuckungen, Muskelverkürzungen und Einschnürungen. Qualvoller Schmerz im Abdomen, der den Patienten sich krümmen lässt.
Empfindung: Schneiden, Sich-Winden, Einklemmen, Zusammenziehen und Zerschlagenheit, wie von Eisenbändern eingespannt. Der Patient möchte sofort von den Schmerzen befreit werden (DD: Mag-p.)

Indikationen

- Bandscheibenvorfall
- Blähungskoliken (DD: Mag-p.)
- Darmverschluss
- Durchfall, Erbrechen, Übelkeit
- Dysmenorrhoe
- Entzündungen (DD: Mag-p.)
- Extreme Schmerzen, schwerwiegend (DD: Mag-p.)
- Gallenblasenkolik (DD: Mag-p.)
- Ischiasschmerz
- Krampfartige Schmerzen im Abdomen (DD: Mag-p.)
- Neuralgische Schmerzen (DD: Mag-p.)
- Nierenkolik (DD: Mag-p.)
- Ohnmacht

Allgemeines

Verbesserung: Schmerz ist besser durch Druck (DD: Mag-p.), Bewegung, heiße Anwendungen und Hitze (DD: Mag-p.), Abgang von Wind
Verschlimmerung: Ärger, in der Ruhe

Schmerzcharakteristika bei der Arzneimittelprüfung

- *Brennende Schmerzen*
- *Kneifende, schneidende und krampfartige Schmerzen zwingen zum Zusammenkrümmen und sind begleitet von Krämpfen an anderen Stellen, mit oder ohne.*
- *Stuhlgang; wenn Stuhl abgeht, bessert dies sofort.*
- *HEFTIGE, REISSENDE, NEURALGISCHE SCHMERZEN*
- *Kann nicht still sitzen.*
- *Rheumatische Gliederschmerzen, besser durch Abgang von Wind*
- *In die Länge hin reißende Stiche am ganzen Körper, dem Kopf, dem Rücken, dem Bauch und den Gliedern*
- *Schmerzen mit Diurese, Taubheit, Übelkeit*
- *Steifheit und verzögerte Bewegung der betroffenen Körperteile*
- *Ausstrahlende Schmerzen, halbseitige Schmerzen*
- *Gelenkschmerzen meist schlimmer durch Bewegung*
- *PLÖTZLICHER Schmerzbeginn*
- *Beendigung der Schmerzen tritt allmählich ein.*

Empfindung

Schneidend, messer-/dolchstichartig, lanzinierend, scharf, stechend, Stiche, kneifend, zwickend

Conium maculatum (Gefleckter Schierling)
Umbelliferae

Ein altes Medikament, das durch Platons bildhafte Beschreibung seiner Wirkung beim Tod des Sokrates klassisch geworden ist.
Conium ruft aufsteigende Lähmung hervor, die aufgrund der versagenden Atmung mit dem Tod endet. Es beginnt mit schwierigem Gang, Zittern, plötzlicher Kräfteverlust beim Gehen und schmerzhafte Steifigkeit der Beine.
Auch bei tumorösem Wachstum kann es indiziert sein.
Allgemeines Prellungsgefühl wie von Schlägen, Schwäche von Körper und Geist, Zittern und Herzklopfen.
Taubheitsgefühl bei Schmerzen, bei Schwäche, bei Lähmungen; verhärtete und vergrößerte Drüsen mit Schmerzen der Achsellymphknoten und taubem Gefühl den Arm hinunterziehend
Schwitzen, sobald man schläft
Unterbrochene Harnentleerung
Schwindel beim Hinlegen und Herumdrehen im Bett bei seitlichen Kopfbewegungen

Indikationen

- Fremdkörper im Auge
- Hoden: Verletzung
- Knochentumoren, hart durch Verletzung (maligne)
- Pankreatitis, wenn der Pankreas verhärtet
- Pankreatitis: der Schmerz zieht bis zum Rücken mit Brennen und Erbrechen.
- Posttraumatische Tumorbildung der Mammae nach Prellung oder Quetschung
- Prellung/Quetschung
- Wassersucht/Aszites

Allgemeines

Verschlimmerung: Hinlegen, Umdrehen oder Aufsetzen im Bett, körperliche oder geistige Anstrengung

Verbesserung: Fasten, Dunkelheit, Herunterhängen-Lassen der Glieder, Bewegung, Druck

Schmerzcharakteristika bei der Arzneimittelprüfung

- *Allgemeines Prellungsgefühl wie durch Schläge*
- *Prickelnde Schmerzen als Vorboten eines allgemeinen Zusammenbruchs*
- *Stechen von innen nach außen in den Knochen*
- *Durchstechende Schmerzen*
- *Nächtliche Schmerzen und Beschwerden stören den Schlaf.*
- *Schmerzen an kleinen Stellen*
- *Schmerzverlauf nach AUSSEN*
- *Taubheitsgefühl, bei Schmerzen, bei Schwäche, bei Lähmungen*

Empfindung

Plötzliche unerwartete Gewalt oder Angriff, Dolchstoß, Stechen, überwältigt von Taubheitsgefühl, Betäubung, Wunde, missbraucht, messerstichartige Schmerzen, lanzinierende Schmerzen

Crataegus oxyacantha (Weißdorn), Rosaceae

Ein Herztonikum und Kräftigungsmittel für das Herz. Es ist indiziert bei unregelmäßigem Herzschlag, Klappengeräuschen, erhöhtem Blutdruck, Herzerkrankungen mit großer Schwäche und extremer Atemnot bei der geringsten Anstrengung.
Der erste Herzton ist leise, der Puls beschleunigt, unregelmäßig, schwach und aussetzend.
Blaue Verfärbung der Haut.
Es löst krustige und kalkartige Ablagerungen in den Arterien auf.

Indikationen
- Arteriosklerose
- Herzwassersucht
- Schmerz in der Herzgegend und unter dem linken Schlüsselbein

Allgemeines
Verschlimmerung: warmes Zimmer
Verbesserung: frische Luft, Ruhe

Dosierung
Bei Krebspatienten oder sterbenden Patienten mit schwacher Herztätigkeit: C 6 oder D 6
Als Prophylaxe: täglich 10 Tropfen Urtinktur

Empfindung
Einwärts/auswärts Druck, der plötzlich ist, gequetscht, pressend, heraus gedrückt, heraus schießen, erstickt, Kurzatmigkeit, Beengung

Crocus sativus (Safran), Iridaceae

Bei schwarzen und fädigen Blutungen ist dies oft ein nützliches Mittel.
Generell bei Schlangengiften sind Blutungen dick und übelriechend.

Indikationen
- Augen: Verletzung
- Chirurgische Eingriffe: Hämmern und Zucken, Hitze und lanzinierende Schmerzen in den Augen nach Augenoperation

Allgemeines
Verschlimmerung: Sich-Hinlegen, Hitze
Verbesserung: im Freien

Crotalus horridus (Klapperschlange), Crotalidae

Septische Zustände mit Beeinträchtigung des Nervensystems und der geistigen Funktionen. Das Mittel vermindert die Gerinnungsfähigkeit des Blutes, so dass es zu Blutungen und Gelbsucht kommt. Charakteristisch ist dunkles, flüssiges Blut, das nicht gerinnt wie beim Erscheinungsbild von Gelbfieber, Pest und Cholera.

Indikationen

- Apoplexie: rechtsseitige Lähmung, die Haut der rechten Körperhälfte ist sehr schmerzempfindlich
- Blitzschlag
- Blutungen
- Blutvergiftung/Sepsis
- Nasenbluten: schwarz und fädig

Allgemeines

Verschlimmerung: rechte Seite, im Freien, im Frühling, wenn das warme Wetter beginnt, Feuchtigkeit, Nässe, Erschütterung

Schmerzcharakteristika bei der Arzneimittelprüfung

- *Schmerzen erscheinen plötzlich und verschwinden plötzlich (Ausnahme Kopfschmerzen).*
- *Knochenschmerzen ziehend, paralytisch oder wie zerschlagen, schlimmer beim Erwachen*
- *Erwacht von rasenden Schmerzen*
- *Schmerzen in Ruhe, beim Einschlafen, wechseln schnell nacheinander ab und kehren häufig wieder.*
- *Schmerzen v.a. der Knochen, besonders der Glieder*

Empfindung

Umgreifen, umspannen, zusammengeschnürt, es wird enger und enger, strangulierend, ersticken, würgen, zerquetschen, zerdrücken, erdrosseln, beklemmend, bedrückend, umzingelt dich, kesselt dich ein, kraftvolles Verwinden

Culex musca (Stechmücke)

William Boericke zitiert: „Schwindel beim Schneuzen der Nase mit Völlegefühl in den Ohren.“ Gefühl, vergiftet zu sein.

Indikation

- Bisse von Spinnen und Insekten

Allgemeines

Verbesserung: im Freien
Verschlimmerung: in Zimmerwärme

Schmerzcharakteristika bei der Arzneimittelprüfung

- *Scharf stechende Schmerzen, wie Nadelstiche, blitzartig auftretend, mal hier, mal dort.*
- *Wundheit und Schmerzen am ganzen Körper, doch ist er zu nervös, sich ruhig zu verhalten. Schimmer durch leichten, besser durch harten Druck.*

Empfindung

Brennen, Hitze, stechend, beißend, nadelartig stechend, brennend stechend, veränderlich

Cundurango (Geierpflanze), Asclepidiaceae

Stimuliert die Verdauungsfunktionen und verbessert so die allgemeine Gesundheit. Lindert Schmerz bei Gastralgie, die Magenkrebs begleitet.
Schmerzhafte Risse im Mundwinkel ist ein Leitsymptom dieser Arznei.

Indikationen

- Gastralgie
- Geschwüriges Stadium des Hautkrebses, wenn sich Fissuren bilden
- Magenerkrankungen bis Karzinom
- Risse im Mundwinkel

Schmerzcharakteristika bei der Arzneimittelprüfung

- *Schneidende, stechende, brennende, prickelnde, zusammenschnürende und durchbohrende Schmerzen.*

Empfindung

Schneidend, stechend, schmerzend

Cuprum arsenicosum (Kupferarsenit)

Dies ist ein Mittel für Symptome, die auf unzureichender Nierenfunktion beruhen, für verschiedene Darmerkrankungen, Cholera- und typhusartige Erkrankungen, Enterokolitis, Durchfall, Magen-Darm-Störungen, urämische Konvulsionen.

Indikationen

- Bronchialasthma mit Emphysem
- Endokarditis eitrig
- Lebensmittelvergiftung durch Muscheln, Fisch, Meeresfrüchte
- Lebensmittelvergiftungen durch Wurst und Fleisch bei heftigen krampfartigen, scharf schneidenden Bauchschmerzen und Darmgeräuschen und krampfhaftes Erbrechen
- Neuralgische Bauchschmerzen
- Schwangerschaftsnephritis

Allgemeines

Gefühl von Schwäche und extremer Erschöpfung.
Verschlimmerung: feuchtes Wetter (Neuralgie des Abdomens), Bewegung, Druck
Verbesserung: Ruhe

Cuprum metallicum (Kupfer)

Krampfartige Leiden, Krämpfe, spasmodische Konvulsionen, die in den Fingern und den Zehen beginnen sowie heftiger, zusammenziehender und intermittierender Schmerz sind einige der ausgeprägteren Äußerungen der Wirkung von Kupfer.

<u>Indikationen</u>

- Atemstillstand
- Epileptische Krampfanfälle oder Zuckungen
- Heftige Krämpfe
- Heftiger schmerzhafter Durchfall mit großem Flüssigkeitsverlust
- Krampfanfälle durch Angst
- Krämpfe in Fingern und Zehen, eingezogene Daumen
- Schluckbeschwerden
- Spastischer Husten
- Zyanose

<u>Allgemeines</u>

Verschlimmerung: vor Menses, Berührung
Verbesserung: Schwitzen, Trinken kalten Wassers

<u>Schmerzcharakteristika bei der Arzneimittelprüfung</u>

- *Schmerzen erschütternd, durch den ganzen Körper fahrend, v.a. auf der rechten Seite*
- *Knochenschmerzen, als wollten sie zerbrechen*
- *Krampfartige Muskelschmerzen*
- *Schmerzen wie Messerstiche, schlimmer bei der geringsten Bewegung, nehmen den Atem, glaubt sterben zu müssen, falls sie anhalten.*
- *Rheumatische Schmerzen*
- *Schmerzhafte Rucke und Stöße an verschiedenen Stellen*
- *Schmerzen wie zerbrochen oder gestoßen an vielen Stellen, v.a in den Gliedern und Gelenken*

- *Viele Schmerzen, besonders die drückenden sind schlimmer durch Berührung*
- *Plötzlicher Schmerzbeginn, plötzliches Ende*

Curare (Pfeilgift aus der Rinde verschiedener Strychnosarten), Loganiaceae

Curare bewirkt eine muskuläre Lähmung, ohne die Sinneswahrnehmung oder das Bewusstsein einzuschränken. Die Reflexaktivität ist eingeschränkt.

Indikationen
- Atemstillstand nach Kopfverletzung
- Kinnbackenkrampf
- Lähmung der Atemmuskulatur

Allgemeines
Verschlimmerung: Druck auf der Brust, Feuchtigkeit, kaltes Wetter, rechte Seite

Schmerzcharakteristika bei der Arzneimittelprüfung
- *Schmerzen durchdringend, lanzinierend, klopfend*

Empfindung
Schockiert, zerschmettert, am Boden zerstört, erschüttert, in Stücke zerfetzt, gelähmt

Cyclamen europaeum (Alpenveilchen), Primulaceae

Der Gastro- und Intestinaltrakt ist betroffen, dadurch kommt es zu einer sekundären Anämie und verschiedenartigen Folgebeschwerden.

Indikationen

- Frostbeulen: die erkrankten Hautstellen sind hellrot.
- Schluckauf in der Schwangerschaft

Allgemeines

Verschlimmerung: im Freien, kaltes Wasser
Verbesserung: warmes Zimmer, Reiben der Körperteile

Schmerzcharakteristika bei der Arzneimittelprüfung

- *Stechende Schmerzen*
- *Einfacher Druck in den Muskeln*
- *Reißen mit Ziehen und Drücken in den Knochen*
- *Schmerz wie gelähmt in Teilen mit Knochen nahe der Oberfläche*
- *Schmerzen im Periost*
- *Drückendes Ziehen oder Reißen, besonders wo die Knochen von der Haut unmittelbar bedeckt werden*
- *Schlimmer während des Gehens*

Empfindung

Unfähig, sich zu bewegen aufgrund von Lähmung, Druck und Lahmheitsgefühl

Dioscorea villosa (Yamswurzel), Dioscoreaceae

Als Medikament für viele Arten von Schmerzen, vor allem kolikartige, und bei heftigen, schmerzhaften Leiden der Bauch- und Beckeneingeweide. Heftige spasmodische Koliken.

Indikationen
- Dysmenorrhoe
- Gallenkolik
- Koliken des Verdauungstraktes

Allgemeines
Verschlimmerung: Hinlegen und Sich-Krümmen
Verbesserung: nach hinten strecken

Schmerzcharakteristika bei der Arzneimittelprüfung
- *Schmerzen ausstrahlend, breiten sich aus, v.a. vom Bauch zu entfernten Teilen.*
- *Häufige, scharf stechende Schmerzen von einem Teil zum anderen*
- *Rheumatische Schmerzen, schlimmer nachts und frühmorgens*
- *Schmerzen erscheinen und enden plötzlich.*
- *Schmerzen remittierend und paroxysmal*
- *Schmerzen eher konstanter Art mit krampfhaften Steigerungen*
- *Schmerzen erst schlimmer, danach besser durch Bewegung*

Empfindung
Verdrehen, windend, gekrümmt, aufrollen und entrollen, Verlangen nach und Besserung durch Ausstrecken, Gestreckt, gedehnt, (dran) gezogen

Dolichos (Juckbohne), Leguminosae

Ein rechtsseitiges Mittel mit ausgeprägten Leber- und Hautsymptomen.
Heftiges Jucken ohne Hautausschlag und ohne Schwellung der Haut.

Indikationen

- Hautjucken ohne Hautausschlag
- Hautjucken/Pruritus
- Terminalstadium Krebs: Jucken
- Verstopfung mit heftigem Jucken

Allgemeines
Rechte Seite
Verschlimmerung: nachts, Kratzen, rechte Seite, Wärme

Empfindung
Sich spalten, auseinander fallen, zerstreut, zusammengebunden, fragmentiert, in Stücke zerfallen

Drosera (Rundblättriger Sonnentau, Herrgottslöffel) Droseraceae, Karnivoren

Greift besonders die Atemorgane an und ist ein Hauptmittel bei keuchhustenartigen Zuständen. Drosera kann die Widerstandskraft gegen Tuberkel brechen.

Indikationen
- Husten
- Keuchhusten
- Krampfartiger, trockener Reizhusten
- Lähmender Schmerz im rechten Hüftgelenk

Allgemeines
Verschlimmerung: Hinlegen, Warm-Werden im Bett, Trinken, Singen, Lachen, nach Mitternacht

Schmerzcharakteristika bei der Arzneimittelprüfung
- *Schießende Schmerzen*
- *Spastische und zusammenziehende Schmerzen*
- *Stechende Schmerzen in der Brust und allen Teilen*
- *Gefühl von zerschlagenem Wundsein*

Empfindung
Betrogen, klebend, Beengung, lanzinierend, stranguliert, erstickend, konvulsiv, Spasmen, nagend, schneiden

Dulcamara (Bittersüß), Solanaceae

Für die Folgezustände feuchten Wetters wie Erkältungen nach Nässeeinwirkung oder Durchfall.

Indikationen
- Erkrankungen durch Nässeeinwirkung
- Grippaler Infekt

Allgemeines
Verschlechterung: nachts, Kälte, feuchtes, regnerisches Wetter
Verbesserung: Umhergehen, äußere Wärme

Schmerzcharakteristika bei der Arzneimittelprüfung
- *SCHMERZEN an vielen Stellen, wie nach Erkältung*
- *Quetschungsgefühl*
- *Mit Kälte des Körpers*
- *Dumpfe Schmerzen mit Kaltsein der betroffenen Stellen*
- *Zerrende Schmerzen, nach oben gehend (Rheumatismus).*
- *Besser durch Bewegung*

Empfindung
Gewalt, plötzlich, spalten, zersplittern, berstend, explosiv, spastisch, ruckartig, zuckend, schießend, Apoplex, gewalttätiger Terror, zerreißend, pulsierend, zusammenziehend, erstickend

Echinacea (Kegelblume), Asteraceae

„Korrigens der Blutdyskrasie“, septische Zustände

Indikationen

- Appendizitis
- Blutvergiftung/Sepsis
- Fieber nach Operationen
- Gangrän
- Malaria
- Medikamente, Reaktionen; Dosierung: C 30
- Schlangenbisse
- Schmerzhafte Glieder
- Septische Zustände
- Septisches Fieber
- Tierbiss oder –stich
- Tiergiftinfektion
- Wochenbettsepsis

Dosierung

Bei Tierbiss oder –stich: Urtinktur: 5 Tropfen 2 x am Tag in etwas Wasser wegen des Leichengiftes eines vorher getöteten Tieres, wirkt wie ein Antibiotikum, danach 1 x Lyss C 200.
Urtinktur 2 x 5 Tropfen reinigt das Blut und fördert die Wundheilung bei Dekubitus.
Urtinktur 2 x tgl. 5 Tr. bei Reaktionen nach Medikamenten.

Allgemeines

Verschlimmerung: körperliche und geistige Anstrengung, nach dem Essen, abends
Verbesserung: Liegen und Ruhe

Schmerzcharakteristika bei der Arzneimittelprüfung

- *Allgemeine dumpfe Schmerzen am ganzen Körper, mit Erschöpfung*
- *Neuralgische, scharfe, stechende, sich verschiebende Schmerzen*
- *Schmerzen bei kanzerösen Erkrankungen, letzte Stadien*
- *Allgemeines Gefühl von Zerschlagenheit*

Empfindung

Verletzt, gekränkt, schockiert, verbrannt oder verbrüht, Furcht vor Berührung, Furcht vor Annäherung und Verletzung

Elaps (Korallenotter)

Elaps ähnelt den Schlangengiften im Allgemeinen. Es hat ausgeprägte schwarze Absonderungen und schwarzes Blut.
Ein Kältegefühl im Magen und Kaltes wird schlecht vertragen.
Ösophaguskrämpfe, der Schlund ist zusammengeschnürt. Nahrung und Flüssigkeiten bleiben plötzlich stecken.
Schwarzes, hartes Ohrenschmalz, chronischer Nasenkatarrh mit stinkendem Geruch und grünlichen Krusten.

Indikationen

- Blutungen
- Nasenbluten
- Rechtseitige Lähmung

Allgemeines

Verschlimmerung: kalte Getränke, nasses Wetter

Empfindung

Umgreifen, umspannen, zusammengeschnürt, es wird enger und enger, strangulierend, ersticken, würgen, zerquetschen, zerdrücken, erdrosseln, beklemmend, bedrückend, umzingelt dich, kesselt dich ein, kraftvolles Verwinden

Erigeron canadense (Kanadische Durrwurz), Asteraceae

Andauernde Blutung aus Blase und Uterus mit schmerzhaftem Urinieren.
Metrorrhagie mit heftiger Reizung des Rektums und der Harnblase und mit Gebärmuttervorfall. Reichliches, gussartiges hellrotes Blut.

Indikation
- Blutungen: reichliches, gussartiges hellrotes Blut

Allgemeines
Verschlimmerung: linke Seite

Empfindung
Verletzt, gekränkt, schockiert, verbrannt oder verbrüht, Furcht vor Berührung, Furcht vor Annäherung und Verletzung

Eupatorium perfoliatum (Wasserhanf), Asteraceae

Dieses Mittel ist bekannt wegen der sofortigen Erleichterung bei Glieder- und Muskelschmerzen besonders bei fieberhaften Erkrankungen. Es wirkt hauptsächlich auf die gastrohepatischen Organe und die Bronchialschleimhaut.

Indikationen

- Grippaler Infekt
- Influenza
- Knochenschmerzen

Allgemeines

Verschlimmerung: 7 – 9 Uhr

Verbesserung: Unterhaltung, nachmittags, Bauchlage: auf Knie und Hände gestützt

Schmerzcharakteristika bei der Arzneimittelprüfung

- *SCHMERZEN, WIE ZERBROCHEN*
- *Syphilitische Schmerzen*
- *WUNDSCHMERZ WIE ZERSCHLAGEN*
- *KNOCHENSCHMERZEN, als ob sie zerbrechen wollten*
- *Kann nicht im Bett liegen, da sich jeder Knochen wie zerschlagen anfühlt, führt zu Verzweiflung, Stöhnen und Aufschreien.*
- *Schmerzen kommen und gehen rasch.*

Empfindung

Verletzt, gekränkt, schockiert, verbrannt oder verbrüht, Furcht vor Berührung, Furcht vor Annäherung und Verletzung

Euphrasia officinalis (Augentrost), Scrophulariaceae

Dieses Mittel entfaltet seine Wirkung besonders auf die Bindehaut. Katarrhalische Leiden der Schleimhäute, besonders von Augen und Nase. Reichlicher scharfer Tränenfluss und milder Fließschnupfen. Heftiger Schmerz, Entzündung, reichlicher Tränenfluss und brennende Tränen.
Eine dickflüssige Masse sammelt sich im inneren Augenwinkel.
Die Oberfläche am Auge fühlt sich wie mit Warzen besetzt an.
Hornhauttrübungen von Narben nach Verletzungen.

Indikationen

- Fremdkörper im Auge
- Gastralgie
- Halsschmerzen/Pharyngitis
- Verletzung und chirurgische Eingriffe am Auge

Allgemeines
Verschlimmerung: Schmerzen schlimmer durch Luft
Verbesserung: im Dunkeln

Schmerzcharakteristika bei der Arzneimittelprüfung

- *Schmerzen bei kanzerösen Erkrankungen*
- *Klammartige Schmerzen durch den ganzen Körper*
- *Stechende Schmerzen, Quetschungsschmerz*
- *Heftige Stiche, bald hier, bald da, hindern den Schlaf, einzelne, umherspringende Stiche in den Händen, der Wirbelsäule, den Armen, Schenkeln, Genitalien*
- *Stiche im rechten Auge, der Magengegend, der rechten Brust, im rechten Oberarm*
- *Flüchtige, juckende Stiche hier und da, die ganze Nacht durch, mit großer Unruhe*

Empfindung

Bindungen und Verbindungen sind nicht stark, daher wollen sie alles sehr stark festhalten. Wenn diese Verbindungen brechen, kommt es zu Angst, Schreck und Wahnideen.

Fagopyrum (Buchweizen), Polygonaceae

Dieses Mittel steht für ausgeprägten Juckreiz der Haut. Besonders Pruritus senilis: Jucken und Urticaria bei alten Menschen, wenn die Blutzirkulation schwach wird.
Außerdem Juckreiz der Vulva mit gelber Leukorrhoe.

Indikationen

- Hautjucken/Pruritus
- Heftiges Jucken an Armen, Beinen, und tief in den Händen
- Terminalstadium Krebs: Jucken

Allgemeines
Verschlimmerung: Kratzen, Sonnenlicht
Verbesserung: kaltes Wasser

Ferrum metallicum (Eisen)

Schwäche trotz kräftigem Aussehen. Blässe der Haut abwechselnd mit Erröten. Ungleichmäßige Verteilung des Blutes.

Indikation

- Erbrechen nach Essen nach Tonsillektomie

Allgemeines

Verschlimmerung: Mitternacht

Verbesserung: langsames Umhergehen, nach dem Aufstehen

Schmerzcharakteristika bei der Arzneimittelprüfung

- *Schmerzen pulsierend, hämmernd*
- *Heftige Schmerzen in Muskeln und entlang der Nerven*
- *Schmerzverlauf ABWÄRTS.*

Ferrum phosphoricum (Phosphorsaures Eisen)

In den frühen Stadien von fieberhaften Zuständen steht das Mittel in der Mitte zwischen der heftigen Aktivität von Aconitum und Belladonna und der Reaktionsträgheit und Stumpfheit von Gelsemium. Der typische Ferrum phosphoricum Patient ist nervös, empfindlich, anämisch und hat das leichte Erröten und erhitztes Gesicht von Ferrum metallicum, auch Blässe.
Ausgeprägter Erschöpfungszustand.

<u>Indikationen</u>

- Blutungen
- Entzündung von Hals, Magen, Lunge oder andere Organe
- Grippaler Infekt
- Hohes Fieber, höher als 39°C mit starker Entkräftung
- Lungenentzündung oft rechtsseitig
- Nasenbluten bei Kindern
- Ohrenschmerzen

<u>Allgemeines</u>

Verschlimmerung: nachts, 4 – 6 Uhr, Berührung, Erschütterung
Verbesserung: kalte Anwendungen

<u>Schmerzcharakteristika bei der Arzneimittelprüfung</u>

- *Schmerzen stechend, reißend, zerrende, nach unten ausstrahlende, gehen von unten nach oben*
- *Schlimmer nachts, durch Kälte, Bewegung, unterdrückter Schweiß an warmem Sommertag*

Ficus religiosa (Feigenbaum), Hamamelidae

Diese indische Arznei heilt vielerlei Blutungen. Ficus religiosa gibt selbst in der Nacht Sauerstoff ab und nicht Kohlendioxid.

Indikationen

- Blutungen aus dem Rektum, Darm
- Blutungen der Zervix
- Hämorrhoidalblutung
- Krebsblutungen
- Lungenblutung
- Ösophagus-Karzinom

Allgemeines

Sehr schwach und ruhelos

Dosierung

Urtinktur und C 6

Schmerzcharakteristika bei der Arzneimittelprüfung

- *Abwärtsdrängende Schmerzen im unteren Teil des Bauches*
- *Schmerz und Gefühl der Übelkeit im Magen*

Empfindung

Komprimiert, zusammengedrückt, schwer, drückend, Last, begrenzt, limitiert, schleppend, fixiert und begrenzt, beschränkt, geschlossen, eingesperrt

Fluoricum acidum (Flussäure)

Wirkt besonders auf die niedriger differenzierten Gewebe und ist bei tiefen, zerstörerischen Prozessen, Schleimhautkrebs, Tumoren, Dekubitus, Ulzerationen, Karies, Nekrosen, Krampfadern und Geschwüren angezeigt. Brennende Schmerzen, Splitterschmerz bei Knochenerkrankungen, besonders der Röhrenknochen.

<u>Indikationen</u>

- Dekubitus
- Keloidbildung, Narbenkeloid
- Narben brechen auf
- Radiumtherapie, Nebenwirkung
- Zahnschmerzen: empfindliche Zähne

<u>Allgemeines</u>
Verschlimmerung: Knochenschmerzen nachts, Wärme
Verbesserung: kaltes Baden

<u>Schmerzcharakteristika bei der Arzneimittelprüfung</u>

- *Abwärts drängende Schmerzen im unteren Teil des Bauches*
- *Schmerz und Gefühl der Übelkeit im Magen*

<u>Empfindung der Säuren</u>
Gemeinsame klinische Eigenschaften der Säuren sind beißend-ätzend, Schwäche und Reizbarkeit, Blutungen, Muskelschwäche, saure und reizende Leukorrhoe, Atemnot und Husten, Diarrhoe, in seltenen Fällen Schwerhörigkeit, Verschlimmerung der Symptome durch Kaffee.
„Unablässige, kräftezehrende und anstrengende Suche nach Vereinigung, nach Einheit."

Formica rufa (Ameise)

Formica rufa ist ein arthritisches Mittel und besonders angezeigt bei rheumatischen Beschwerden mit Ruhelosigkeit. Hat auch einen ausgeprägt vorbeugenden Einfluss auf die Bildung von Nasenpolypen mit Verstopfungsgefühl in der Nase.
Die Haut ist rot, juckend und brennend.

Indikationen

- Überanstrengung, Überdehnung der Gelenkbänder und Luxation
- Verrenkung/Verstauchung

Allgemeines

Verschlimmerung: Bewegung
Verbesserung: Druck, Wärme

Schmerzcharakteristika bei der Arzneimittelprüfung

- *Schmerzen erscheinen plötzlich und schießen von Ort zu Ort, links, dann rechts, rechts, dann links.*

Empfindung

Brennen, Hitze, stechend, beißend, nadelartig stechend, brennend stechend, veränderlich

Gelsemium sempervirens (Gelber Jasmin, Giftjasmin) Loganiaceae

Die Wirkung dieses Mittels hat ihr Zentrum im Nervensystem, wo es motorische Lähmung, starke Entkräftung, Schwindeligkeit, Schläfrigkeit, Stumpfheit und Zittern hervorruft. Der Verstand, die Muskeln, die Glieder sind wie gelähmt.
Gefühl, das Herz hört auf zu schlagen: „Ich muss mich bewegen, sonst hört mein Herz auf zu schlagen.“
Gelsemium ist das Zittermittel, z.B. Frösteln durch Krankheit oder durch Aufregung.
Gefühl von SCHWERE, Benommenheit und Schläfrigkeit.
Gliederschmerzen mit Zerschlagenheitsgefühl.

Indikationen

- Angina pectoris
- Apoplexie
- Black out, "Brett vor dem Kopf", geistige, emotionale und körperliche Schwäche
- Durchfall und häufiges Urinieren durch Erwartungsspannung
- Fieber
- Grippemittel mit starkem Schüttelfrost und Frostschauern den Rücken rauf und runter
- Kopfschmerz: Gefühl, der Kopf ist vergrößert und ein Band liegt um den Kopf.
- Lampenfieber vor Prüfungen
- Sonnenstich mit zittriger Schwäche, schwere Augenlider und Hinterkopfschmerz bis zu den Augen

Allgemeines

Verschlimmerung: Sonne und Wärme, auch warme Getränke, nachmittags und abends, vor einem Gewitter, schlechte Nachrichten
Verbesserung: Nach vorne-Beugen, reichliches Urinieren, im Freien

Schmerzcharakteristika bei der Arzneimittelprüfung

- *Spasmodische, zusammenziehende Schmerzen*
- *Heftige, plötzliche, stechende Schmerzen, offensichtlich entlang einzelner Nervenäste, in nahezu allen Körperteilen oder Gliedern, manchmal so plötzlich und heftig, dass der Patient auffährt.*
- *(Wandernde) rheumatische Schmerzen in den Knochen und Gelenken (nachts)*
- *Schmerzbeginn und – ende allmählich*
- *Schmerzverlauf nach vorn*
- *Gefühl von SCHWERE*
- *WUNDSCHMERZ, wie GEQUETSCHT*
- *ZERSCHLAGENHEITSGEFÜHL*

Empfindung

Schockiert, zerschmettert, am Boden zerstört, erschüttert, in Stücke zerfetzt, gelähmt

Ginseng, Araliaceae

Ginseng wirkt auf den unteren Abschnitt des Rückenmarks, besonders bei Rheumatismus und paralytischer Schwäche. Es hat Steifheit und Knarren in den Gelenken und wirkt auf die Speicheldrüsen.

Indikationen

- Ischiasschmerz
- Schluckauf
- Schluckauf bei Krebs, Terminalstadium: Urtinktur: 2 x 5 Tr.

Allgemeines

Zur Konditionsstärkung

Verschlimmerung: im Freien, Sitzen, Beugen oder Drehen, Hinabsteigen von Treppen, nachts, rechts

Empfindung

Zusammenschnürend, einschießend

Glonoinum (Nitroglyzerin)

Bei ausgeprägten Nervenstörungen, äußerste Reizbarkeit und kongestive Kopfschmerzen. Blutwallung hin zu Kopf und Herz. Gefühl des Pulsierens im ganzen Körper. Akute hypertensive Krise, Gesicht ist gerötet, heiß, blass und schweißig.

Indikationen

- Apoplexie, auch als Prophylaxe
- Hitzschlag
- Kopfschmerz aufgrund von sehr hohem Blutdruck
- Kopfschmerzen berstend
- Kopfschmerzen rasend, als ob der Schädel platzt, der Hals ist wie zugeschnürt.
- Sonnenstich

Allgemeines
Verschlimmerung: geringste Erschütterung
Verbesserung: Branntwein

Schmerzcharakteristika bei der Arzneimittelprüfung

- *Schmerzen erscheinen plötzlich.*
- *Schmerzverlauf nach oben, von innen nach außen, von der Vorder- zur Rückseite*
- *Schmerzen und andere Empfindungen treten erst spät nach lokalen Verletzungen ein.*

Graphites (Reisblei, eine Modifikation des Kohlenstoffs)

Hilft bei der Resorption von Narbengewebe. Gewebsverhärtung, ungesunde Haut, jede kleine Verletzung eitert.

Indikationen

- Granulationsgewebe nach Verbrennungen (Foubister)
- Hautjucken/Pruritus
- Verbrennung

Allgemeines

Mangel an Lebenswärme, aber schlimmer durch Wärme. Verschlimmerung: Wärme, nachts
Verbesserung: im Dunkeln, Einhüllen

Schmerzcharakteristika bei der Arzneimittelprüfung

- *BRENNENDE SCHMERZEN, äußerlich oder INNERLICH*
- *Brennender Schmerz in einer alten Wunde*
- *Klammschmerz, Krampf und Zusammenziehen einzelner Teile*
- *Strammen hier und da, wie durch Verkürzung der Sehnen*
- *Gichtiges Ziehen und Reißen in Gliedern und Gelenken, vor allem in den an Geschwüren leidenden Teilen*
- *Nächtliche, im Schlaf fühlbare Schmerzen ziehen durch den ganzen Körper mit Neigung zum Dehnen und Strecken der Glieder.*
- *Schmerzen bei Wetterveränderungen*

Hamamelis (Zaubernuss), Hamamelidae

Venöse Kongestion, Blutungen, Krampfadern und Hämorrhoiden mit Schmerzhaftigkeit des betroffenen Körperteils, wie zerschlagen und brennende Schmerzen. Lindert den Schmerz, stoppt die Blutung.
Es wirkt auf die Gefäßwände der Venen, indem es Erschlaffung und sich daraus ergebende Blutfülle bewirkt. Passive venöse Blutungen aus jedem Körperteil, dunkles Blut.

Indikationen

- Blutung beim Zahnziehen
- Hoden: Verletzung
- Nasenbluten
- Prellungen
- Verbrennungen ersten Grades
- Vernarbung
- Wunden: bei Schnitt- und Kratzwunden

Allgemeines

Verschlimmerung: warme, feuchte Luft
Verbesserung: durch Blutung

Schmerzcharakteristika bei der Arzneimittelprüfung

- *Brennende Schmerzen*
- *WUNDSCHMERZ WIE ZERSCHLAGEN am ganzen Körper*
- *Prickelndes Stechen in Venen, Muskeln, Haut*

Empfindung

Komprimiert, zusammengedrückt, schwer, drückend, Last, begrenzt, limitiert, schleppend, fixiert und begrenzt, beschränkt, geschlossen, eingesperrt

Hecla lava (Lava vom island. Vulkan Mount Hecla)

Hecla lava hat eine ausgeprägte Wirkung auf die Kieferknochen und andere Knochenerkrankungen.

Indikationen

- Fersensporn
- Gesichtsneuralgie durch kariöse Zähne
- Hallux valgus
- Knochennekrose
- Knotige Veränderungen und Karies des Knochens
- Osteoporose
- Ostitis, Periostitis, Osteosarkom, Rachitis
- Tumoren
- Tumoren im Kiefer, Dosierung: D3, D 6, C 6
- Verletzung: knochige Tumoren, Knochenabsonderungen oder Knochenzerstörung oder Knochen, die nicht heilen.
- Zahnfleischabszess

Allgemeines

Verschlimmerung: Berührung, Druck

Schmerzcharakteristika bei der Arzneimittelprüfung

- *Schwellungen schmerzhaft und berührungsempfindlich*
- *Schmerzen, heftiges Brennen, schlimmer durch Berührung, Druck*

Helleborus (Christrose), Ranunculaceae

Dieses Mittel erzeugt einen Zustand von Funktionseinschränkung des Sensoriums. Sieht, hört, schmeckt mangelhaft, und es besteht eine allgemeine muskuläre Schwäche, die bis zur kompletten Lähmung fortschreiten kann.
Völlige Bewusstlosigkeit, unwillkürliches Seufzen, rollt den Kopf mit automatischen Bewegungen der Extremitäten.

Indikationen

- Elektrischer Schock
- Nierenversagen akut mit Bewusstlosigkeit in C 1000 (nicht opium)
- Ödeme/Wassersucht
- Ohnmacht nach Schock

Allgemeines
Verschlimmerung: vom Abend bis zum Morgen

Schmerzcharakteristika bei der Arzneimittelprüfung

- *Schmerzlosigkeit gewöhnlich schmerzhafter Beschwerden*
- *Stechend-bohrende Schmerzen in verschiedenen Teilen, v.a. im Periost, schlimmer durch kühle Luft, körperliche Anstrengung, Essen und Trinken*
- *Prickelnde, reißende, drückende Schmerzen durch die betroffenen Teile*

Empfindung
Überempfindlich, elektrische Schläge, scharfer, stichartiger, stechender Schmerz wie Dolchstöße

Hepar sulphuris calcareum (Hahnemanns Kalk-Schwefelleber, durchgeglühtes Gemisch aus Austernschalenkalk und Schwefelblüten)

Große Empfindlichkeit auf alle Eindrücke. Für die lymphatische Konstitution, die zu Hautausschlägen und zu Drüsenschwellungen neigt.
Infektionen mit Abszessbildung, stechender Schmerz, Splitterschmerz beim Schlucken (Abszess im Hals, Mandelabszess)
Fördert die Eiterbildung plötzlich und schnell (DD: Silicea langsam).
Empfindlich gegen den kleinsten Luftzug und Kälte mit dem Bedürfnis, den Kopf einzuhüllen (DD: Silicea).
Überempfindlichkeit bei Berührung, bei Schmerz (kann zu Ohnmacht führen) und bei kalter Luft.

Indikationen

- Abszesse
- Eiterung der Mandeln, Fingernägel etc.
- Entzündungen und Eiterungen
- Erfrierungen
- Geschwür/Ulcus
- Halsschmerzen, Pharyngitis
- Husten: lockerer Husten mit Pfeifen und Rasseln in den frühen Morgenstunden
- Krupp-Husten
- OHNMACHT
- Ohrenschmerzen
- Reaktionen nach Medikamenten: Dosierung 1 x C 200
- Wunden schmerzhaft

Allgemeines
Verschlimmerung: Berührung, Schmerz, kalte Luft
Verbesserung: Wärme, Einhüllen des Kopfes, nach dem Essen

Schmerzcharakteristika bei der Arzneimittelprüfung

- *Heftige Schmerzen bei Entzündungen, Ausschlägen, Furunkeln, Eiterungen*
- *Heftig stechend, wie von zugespitzten Splittern*
- *Wie wund, wie von Fischgräten*
- *Klopfende, durchstechende Schmerzen mit allgemeinem Rigor*
- *SPLITTERSCHMERZEN (bei Entzündung, Koitus)*
- *Entstehen oder verschlimmern sich nachts, vor allem bei nächtlichem Frost*
- *Nachts ein schmerzhaft wundes Gefühl auf der Seite, auf der er liegt, so dass er die Lage verändern muss.*
- *Bei Schmerzen Durst und Hitzegefühl*
- *OHNMACHT SCHON bei LEICHTEM SCHMERZ*

Hydrocyanicum acidum (Blausäure)

Eine der giftigsten Substanzen. Krämpfe und Lähmungen beschreiben dieses Mittel.
Krampfartige Zusammenziehung in der Kehle, Erstickungsgefühl, Schmerz und Beengung in der Brust, Herzklopfen, schwacher und unregelmäßiger Puls. Außerdem Eiseskälte der Körperoberfläche, Konvulsionen, tonische Spasmen, tetanische Steifheit, Gurgeln im Kehlkopf beim Trinken und später Lähmung, erst die unteren, dann die oberen Extremitäten.

Indikationen
- Atemlähmung, Atemstillstand
- Schock und Kollaps
- Zyanose

Allgemeines
Reaktionsmangel

Empfindung der Säuren
Gemeinsame klinische Eigenschaften der Säuren sind beißend-ätzend, Schwäche und Reizbarkeit, Blutungen, Muskelschwäche, saure und reizende Leukorrhoe, Atemnot und Husten, Diarrhoe, in seltenen Fällen Schwerhörigkeit, Verschlimmerung der Symptome durch Kaffee.
„Unablässige, kräftezehrende und anstrengende Suche nach Vereinigung, nach Einheit.“

Hyoscyamus niger (Bilsenkraut), Solanaceae

Hyoscyamus repräsentiert das Bild eines streitsüchtigen und obszönen Charakters. Nervöse Agitiertheit, zittrige Schwäche und Sehnenzucken. Jeder Muskel zuckt.

Indikationen

- Gastralgie
- Schluckauf nach Operation im Abdomen
- Schluckbeschwerden

Allgemeines

Verschlimmerung: nachts, beim Hinlegen
Verbesserung: Bücken

Schmerzcharakteristika bei der Arzneimittelprüfung

- *Rückenschmerzen, vor allem in den Lenden, mit Schwellung der Füße*
- *Lanzinierende Schmerzen in fast allen Gelenken, vor allem bei Bewegung*
- *Krampfhafte rheumatoide Schmerzen in den Gliedern*
- *Schmerzhafte Taubheit und Erstarrung der Hände*

Empfindung

Gewalt, plötzlich, spalten, zersplittern, berstend, explosiv, spastisch, ruckartig, zuckend, schießend, Apoplex, gewalttätiger Terror, zerreißend, pulsierend, zusammenziehend, erstickend

Hypericum (Johanniskraut), Guttiferae, Theales

Das große Mittel für Nervenverletzungen, besonders an Fingern, Zehen und Nägeln.
Ein großes Mittel für Neuralgien mit unerträglichen Schmerzen. Hochschießende Schmerzen, den Nerv entlang.

Indikationen

- Bandscheibenvorfälle
- Bisse von Hunden, Katzen, Ratten
- Bisse von Spinnen und Insekten
- Bisse: Tierbisse
- Erschütterung der Wirbelsäule und des Steißbeins
- Gehirnerschütterung
- Herpes zoster, Gürtelrose
- Injektionen und intravenöse Anwendungen
- Ischiasschmerz
- Kopfverletzung C 1000,
  dann täglich C 200 für 1 Monat, dann wieder C 1000
  dann täglich C 30 für einen Monat
- Kopfverletzungen
- Lumbalpunktion
- Nach der Gabe von Arnica bei Nervenverletzungen
- Nackenverletzung
- Nervenverletzungen
- Operation/chirurgischer Eingriff
- Posttraumatische Paraplegie
- Prellung/Quetschung
- Querschnittslähmung nach Verletzung
- Quetschung der Nerven
- Schleudertrauma
- Spinalanästhesie: Lumbalschmerzen
- Spinale Operationen, vor allem, wenn Sensibilitätsstörungen, Parästhesien, Lähmungserscheinungen zurückbleiben
- Stumpfneuralgie nach Amputation

- Stumpfneuralgie, Phantomschmerz 1 x in der Woche C 200
- Tetanus nach der Gabe von Ledum
- Tierbiss oder –stich, auch von Hunden, Ratten und Katzen, Spinnen und Insekten
- Traumatische Kontusionen
- Verbrennung: Hypericum-Öl
- Verletzung des Gehirngewebes, der Hirnnerven
- Verletzung des Gehirns
- Verletzung der Wirbelsäule
- Wunden: Stichwunden
- Zahnextraktion

Allgemeines
Verschlimmerung: Kälte, Feuchtigkeit, Nebel, Berührung
Verbesserung: durch Nach-hinten-Beugen

Schmerzcharakteristika bei der Arzneimittelprüfung
- *Schmerzen beginnen plötzlich und verschwinden allmählich.*
- *Schmerzen wandern von den Extremitäten zum Rumpf.*
- *Sehr stark reißende Schmerzen in einer Wunde*
- *Stechende, ausstrahlende Schmerzen*

Empfindung
Verletzungen insbesondere der Nerven. Durchstochen, punktiert, zertrümmert, penetrierende Verletzung

Iberis amara (Bitterer Bauernsenf), Cruciferae

Iberis amara besitzt große Wirksamkeit bei Herzerkrankungen. Tachykardie, Puls schlägt schnell, starkes Herzklopfen.

Indikation

- Stechende Schmerzen in der Herzgegend beim Einatmen

Allgemeines

Verschlimmerung: Sich-Hinlegen, auf der linken Seite, Anstrengung, Wärme
Verbesserung: nachmittags

Dosierung

Urtinktur (DD: cactus)

Empfindung

Blockierung, Hindernis, Versperrung, gestoppt, blockiert, stecken geblieben: psychisch wie physisch

Ignatia amara (Ignatiusbohne), Loganiaceae

Dieses Mittel bewirkt eine ausgeprägte Überempfindlichkeit aller Sinne. Das emotionale Element steht ganz klar im Vordergrund, es ist ein Hauptmittel bei Hysterie.

Indikationen

- Neuralgische Schmerzen
- Schluckauf
- Seelischer Schmerz durch Verlust eines geliebten Menschen
- Zahnschmerzen: empfindliche Zähne

Allgemeines

Verschlimmerung: morgens, im Freien, nach Mahlzeiten, Kaffee, Rauchen, Flüssigkeiten, äußere Wärme

Verbesserung: beim Essen, Lagewechsel

Schmerzcharakteristika bei der Arzneimittelprüfung

- *Drückende Schmerzen von innen nach außen, wie von einem harten, spitzen Körper*
- *Stechen wie von Messern*
- *Einfacher, bloß bei Berührung heftiger Schmerz an verschiedenen Stellen*
- *Scharfe oder spitze Schmerzen, auch hartes Drücken*
- *Schmerzen ZUSAMMENZIEHEND*
- *Nächtliche Schmerzen, die am Schlaf hindern*
- *Schmerzen an kleinen umschriebenen Stellen*
- *Bei Entzündungen meist geringe Schmerzen, selbst bei Bewegung oder Druck*
- *Schmerzen besser durch starken Druck*
- *Besser in der Rückenlage oder durch Legen auf den schmerzhaften Teil, oder durch Legen auf den schmerzlosen Teil, stets aber durch Veränderung der Lage*
- *Schlimmer durch Berührung*
- *SCHMERZVERLAUF AUFWÄRTS, NACH INNEN*

- *Schmerzbeginn und -ende allmählich, Schmerzen kommen und gehen plötzlich.*
- *Schmerzen kommen allmählich und hören plötzlich auf.*

Empfindung

Schockiert, zerschmettert, am Boden zerstört, erschüttert, in Stücke zerfetzt, gelähmt

Iodium (Jod)

Beschleunigter Stoffwechsel mit Abmagerung und großer Schwäche. Starke Gewichtsabnahme trotz Heißhunger und viel Durst.
Die geringste Anstrengung erzeugt Schwitzen.
Akutes Wiederaufflammen chronischer Entzündungen, Ödeme, Hämorrhagien, auszehrende Erkrankungen.

<u>Indikationen</u>

- Diabetes bei Pankreatitis
- Pankreatitis: der Schmerz zieht bis zum Rücken mit Brennen und Erbrechen.

<u>Allgemeines</u>

Verschlimmerung: Ruhe, warmes Zimmer
Verbesserung: Umhergehen, im Freien

Ipecacuanha (Brechwurzel), Rubiaceae

Die Hauptwirkung betrifft die Äste des Nervus vagus, indem es in Brust und Magen krampfartige Reizung verursacht.

Indikationen

- Apoplexie
- Blutungen
- Durchfälle mit Bauchkrämpfen und Kolik, wenig Durst, saubere Zunge (Der Stuhl ist teerartig, grasgrün, wie schaumige Masse oder schleimig.)
- Radiumtherapie und Chemotherapie, Nebenwirkung
- Terminalstadium bei Krebs: Übelkeit und Erbrechen
- Übelkeit hochgradig, mit Erbrechen, auch bei Migräne, Keuchhusten und Asthma
- Übelkeit ständig, mit Ekel vor Nahrung, alles ist zuwider
- Übelkeit, Durchfall, Erbrechen

Allgemeines

Verschlimmerung: feucht-warmes Wetter, Hinlegen
Verbesserung: Ruhe, Druck

Schmerzcharakteristika bei der Arzneimittelprüfung

- *Zerschlagenheitsschmerz in allen Knochen*
- *Nervenendneuritis*
- *Tetanusähnliche Symptome, Tetanus, Trismus*
- *Starrkrämpfe*
- *Starkes Ziehen in Muskeln des Rückens und Nackens*
- *Opisthotonus*
- *Klammschmerz zwischen den Schulterblättern*
- *Heftig schießende Rückenschmerzen in der Nierengegend*
- *Körper STEIF ausgestreckt, danach spastisches Schlagen der Arme gegeneinander*

Empfindung

Überstimulation, die verschlimmert.

Iris tenax (Schwertlilie), Iridaceae

Indikationen

- Appendizitis
- Fürchterlicher Schmerz in der Ileozökalregion
- Kopfschmerz beginnt im rechten Auge und bezieht die rechte Kopfhälfte mit ein; erbricht grüne Galle am Höhepunkt der Schmerzen.

Iris versicolor (Buntfarbige Schwertlilie), Iridaceae

Die Schilddrüse, das Pankreas, die Speichel- und Eingeweidedrüsen und die Schleimhäute des Gastrointestinaltraktes sind besonders betroffen. Verstärkt den Gallefluss.

Indikationen

- Herpes zoster
- Ischiasschmerz
- Pankreatitis: der Schmerz zieht bis zum Rücken mit Brennen und Erbrechen.

Allgemeines

Verschlimmerung: abends und nachts, Ruhe
Verbesserung: fortgesetzte Bewegung

Schmerzcharakteristika bei der Arzneimittelprüfung

- *Wandernde Schmerzen, schießen von rechts nach links.*
- *BRENNENDE SCHMERZEN ÄUSSERLICH, innerlich*
- *Schlimmer durch heißes Wetter*
- *Schlimmer durch Bewegung*
- *Schlimmer abends oder nachts*
- *Schlimmer im Frühling, Herbst*
- *Plötzliches Einsetzen der Symptome*

Kalium bichromicum (Kaliumbichromat)

Dieses Mittel hat eine besondere Affinität zu den Schleimhäuten des Magens, der Eingeweide und der Atemwege, Knochen und Bindegewebe. Beginnende parenchymatöse Nephritis, Magenstörungen, Leberzirrhose, Anämie und Abwesenheit von Fieber sind charakteristisch. Allgemeine Schwäche, an Lähmung angrenzend. Rasch wandernde Schmerzen. Rheumatische und gastrische Symptome wechseln ab.
Zähe, fadenziehende, klebrige Sekrete der Atemwege; Perforation der Nasenscheidewand.

Indikation
- Geschwür/Ulcus

Allgemeines
Verschlimmerung: Bier, am Morgen, heißes Wetter, Entkleiden
Verbesserung: Hitze

Schmerzcharakteristika bei der Arzneimittelprüfung
- *Heftige Schmerzen, schießend, dumpf, brennend*
- *Schmerzen in kurzen Rucken, als würde plötzlich an einem Nerv gezogen*
- *Scharfe, stechende Schmerzen*
- *Knochenschmerzen, wie zerschlagen*
- *Ziehen in verschiedenen Teilen, im Sarkolemm, nahe den Knochen, wie im Periost, im Hals, Rücken und in den Gliedern morgens beim Erwachen*
- *Besser beim Aufstehen*
- *Schmerzen an umschrieben KLEINEN STELLEN, lokal und klein in kleinen Flecken, die mit der Fingerspitze bedeckt werden können*
- *Schmerzen vor allem am oberen, lateralen Scapulawinkel*
- *Schmerzen befallen erst einen Körperteil und erscheinen dann in einem anderen wieder.*

- *WANDERNDE, schnell von einem Körperteil zum anderen wandernde Schmerzen*
- *Schmerzen fliegen rasch von einer Stelle zur anderen, sitzen nicht lange an einer Stelle, sind intermittierend.*
- *Periodische wandernde Schmerzen in allen Gliedern*
- *Schmerzverlauf rückwärts, diagonal*
- *BEGINN und ENDE der Schmerzen PLÖTZLICH*

Kalium carbonicum (Kaliumcarbonat)

Die für alle Kali-Salze charakteristische Schwäche sieht man besonders bei Kalium carbonicum. Alle Kali-Schmerzen sind stechend, heftig und schneidend. Nie bei Fieber verwenden!!! Charakteristisch sind Schweiß, Rückenschmerz und Schwäche.

Indikationen

- Prellung oder Quetschung des Rückens
- Verletzungen der Wirbelsäule

Allgemeines

Verschlimmerung: kaltes Wetter, 3 Uhr nachts, Liegen auf der linken und schmerzhaften Seite

Verbesserung: warmes, aber feuchtes Wetter, Umhergehen

Schmerzcharakteristika bei der Arzneimittelprüfung

- *Brennende Schmerzen, wie ein glühender Holzscheit*
- *Brennen an verschiedenen Stellen unter der Haut*
- *Pulsierende Schmerzen und Pochen, kribbelnd*
- *Reißende, schneidende, wie von Messern, wie von heißen Nadeln*
- *STECHENDE, lanzinierende Schmerzen*
- *Ruckende Schmerzen, die ihn zum Aufschreien nötigen*
- *Stechende Schmerzen in den Gelenken, Muskeln und inneren Organen*
- *Besser durch Bewegung*
- *Stechend-brennende Schmerzen in den Muskeln wie durch heiße Nadeln von innen nach außen*
- *Neuralgien*
- *Wandernde Schmerzen gehen nach dem kalten Körperteil.*
- *Schmerzen erscheinen früh gegen 2 oder 3 Uhr.*
- *Schlimmer am Tage*
- *Nach Aufhören der Schmerzen gleich Frost*
- *Die Teile, auf denen er liegt, sind wie zerschlagen und schlafen ein.*

Kalium sulphuricum (Kaliumsulfat)

Anwendbar bei den späteren Entzündungsstadien. Gelbe Absonderung von Schleimhäuten und serösen Häuten.

Indikation

- Geschwür/Ulcus

Schmerzcharakteristika bei der Arzneimittelprüfung

- *Brennende Schmerzen, schneidend, juckend, stechend, reißend*
- *Geschwürschmerzen*
- *Zerrende Schmerzen, in Drüsen und Muskeln*
- *In Gliedern, Knochen, Drüsen*
- *Schnell WANDERNDE SCHMERZEN der Extremitäten*
- *Besser ist Bewegung, Umhergehen, in frischer Luft*
- *Schlimmer im Sitzen, Liegen, in der Ruhe, im warmen Zimmer*

Kalmia latifolia (Berglorbeer), Ericaceae

Linksseitiges Mittel – Herz
Rechtsseitiges Mittel – Neuralgien
Herzflattern mit Angst und Herzklopfen und einem schwachen, langsamen Puls, Bradykardie.
Herzrasen mit heftigen Schmerzen, die den Atem nehmen. Anfälle von Präkordialangst.
Kribbeln und Taubheit des linken Armes, rheumatisch vorgeschädigtes Herz. Rheumatische Gelenkschmerzen: bei Unterdrücken der Gelenkbeschwerden kommt es zur Schädigung der Herzklappen.
Neuralgie: blitzartige Schmerzen schießen von oben nach unten

Indikationen

- Angina pectoris
- Gesichtsneuralgie mit Stechen und Reißen in den Gesichts- und Kieferknochen
- Herpes zoster: Schmerzen der rechten Gesichtshälfte
- Mitralklappenstenose

Allgemeines
Verschlimmerung: Nach-Vorne-Lehnen, Bewegung, frische Luft
Verbesserung: Essen (bei Neuralgie)

Schmerzcharakteristika bei der Arzneimittelprüfung

- *Schmerzen stechend, reißend, drückend oder plötzlich abwärts schießende Schmerzen*
- *•Sschnell wandernde Schmerzen*
- *Schmerzen erscheinen und verschwinden allmählich, kommen und verschwinden plötzlich,*
- *ziehen vom Rumpf nach den Extremitäten, von oben nach unten, zur Peripherie, vom Kopf in die Gesichtsknochen, vom Ohr in den Arm, die Wirbelsäule hinab, längs der Unterschenkel, vom Arm in die Finger,*

- *verlaufen nach oben, vom Nacken über den Kopf, vom Ballen bis zum Hals, von den unteren in die oberen Glieder.*
- *Schmerzen manchmal blitzartig*
- *Knochenschmerzen nachts, nahe der Oberfläche*
- *Schmerzverlauf abwärts*
- *Taubheit nach Schmerzen*

Empfindung

Muss sich von einem Ort zum anderen bewegen. Erstreckung, Ausdehnung, Wechsel, Ortswechsel, Umherwandern

Kreosotum (Buchenholzkohlenteer)

Kreosotum ist ein wunderbares Blutungsmittel mit Pulsieren im ganzen Körper und reichliche Blutung aus kleinen Wunden. Sehr schlimme neuralgische Beschwerden, die Schmerzen sind eher von Ruhe verschlimmert.

Indikationen
- Blutungen bei Uteruskarzinom
- Blutungen bei Zervixkarzinom
- Blutungen des Zahnfleischs
- Reflexerbrechen bei Terminalstadium Krebs

Allgemeines
Verschlimmerung: Ruhe, im Freien, Kälte, im Liegen
Verbesserung: Wärme, Bewegung

Schmerzcharakteristika bei der Arzneimittelprüfung
- *Schmerzen bohrend, abwechselnd mit Taubheitsgefühl*
- *Schmerzen brennend, stechend*
- *Wundheits- und Geschwürschmerzen, Quetschungs- und Zerschlagenheitsschmerzen, lähmige Schmerzen, ziehend und reissend*
- *Scharfe, fressende Schmerzen, im Magen, bei Diarrhoe und v.a. bei Fluor*
- *Nächtliche Schmerzen*
- *Schmerzen schlimmer durch Ruhe*

Lac caninum (Hundemilch vom Rottweiler)

Dieses Mittel ist wertvoll bei bestimmten Formen von Halsentzündung, Diphterie und Rheumatismus. Es entspricht nicht-fieberhaften Erkrankungsformen, die Nervensystem und Geistesfunktionen beeinträchtigen. Das Leitsymptom ist: wandernde Schmerzen, die Seite wechselnd.

Indikationen

- Halsschmerzen/Pharyngitis
- Schluckbeschwerden

Schmerzcharakteristika bei der Arzneimittelprüfung

- *WANDERNDE GELENK- und GLIEDERSCHMERZEN*
- *Schnell wandernde Schmerzen*
- *Schmerzverlauf kreuzweise, nach vorn*
- *Wechselnde Seiten, Rücken und Vorderseite*
- *Symptome wechseln die Seite mehrmals.*

Lachesis muta (Buschmeisterschlange), Crotalidae

Wie alle Schlangengifte zersetzt Lachesis das Blut und macht es flüssiger, daher ist die hämorrhagische Tendenz ausgeprägt. Septische Zustände und andere Krankheitsformen, wenn der Organismus durch und durch vergiftet ist.

Indikationen
- Abszesse
- Apoplexie
- Atemnot
- Augen Verletzung
- Bisse von Hunden und Katzen
- Blasenentzündung/Zystitis
- Blutungen
- Blutvergiftung/Sepsis
- Erfrierung mit Blaufärbung, blaue und schwarze Schwellung
- Ertrinken: behinderte Atmung durch Wasser mit Blaufärbung des Gesichts
- Gangrän
- Geschwür/Ulcus
- Halsentzündung diphterieartig, mit schwierigem Schlucken
- Halsschmerzen/Pharyngitis, Mandelentzündung, schlimmer linke Seite
- Hitzschlag
- Medikamente, Reaktionen; Dosierung: C 30
- Nierenversagen/Harnsperre
- Ohrenschmerzen
- Zellgewebsentzündung, die auf Strabismus-Operation folgt
- Zyanose

Allgemeines
Verschlimmerung: nach Schlaf, linke Seite, Wärme, Druck, Einschnürung, heiße Getränke
Verbesserung: Auftreten von Absonderungen

Schmerzcharakteristika bei der Arzneimittelprüfung

- *Brennende Schmerzen*
- *Pulsierende und stechende Schmerzen*
- *Wie auf dem Rost gebraten, wie verbrannt oder verbrüht an verschiedenen Stellen (Zunge, Tibia, Hypogastrium)*
- *Schmerzen an KLEINEN STELLEN*
- *Knochenschmerzen (nach Merkurmissbrauch wegen Syphilis)*
- *Schlimmer abends, im Schlaf vergehend*
- *Schlimmer im Sitzen als im Gehen*
- *Besser in warmem als in kaltem Klima*
- *Besser bei jedem Ausbruch von roten Flecken auf der Eichel, die alle 14 Tage erscheinen*
- *Schmerzempfindung wird von wollüstigen Gefühlen begleitet; schreckliche oder kräftig drückende Schmerzen an verschiedenen Stellen des Körpers.*
- *Nächtliche Schmerzen, die unerträglich scheinen und die es dem Patienten nicht erlauben im Bett zu bleiben.*
- *Intermittierend und periodisch*
- *Ziehen aus einem Teil in den anderen, oft erst links, dann rechts*
- *Befallen die Seiten des Körpers abwechselnd, oder einmal die Glieder, dann den Körper und treten oft transversal auf*
- *Beginnen und enden allmählich*
- *Beginnen plötzlich und enden allmählich*
- *Schmerzverlauf AUFWÄRTS*

Empfindung

Umgreifen, umspannen, zusammengeschnürt, es wird enger und enger, strangulierend, ersticken, würgen, zerquetschen, zerdrücken, erdrosseln, beklemmend, bedrückend, umzingelt dich, kesselt dich ein, kraftvolles Verwinden

Latrodectus mactans (Schwarze Witwe), Arachnoidae

Der Biss der Schwarzen Witwe hat eine tetanische Wirkung, die einige Tage anhält. Es wird ein Angina pectoris-Bild hervorgerufen.
Die Präkordialgegend scheint das Zentrum des Anfalls zu sein.
Eine Zusammenschnürung der Brustmuskulatur, als ob ein Dolch ins Herz gestoßen würde.
Der Schmerz nimmt dem Kranken den Atem und lähmt ihn.
Vom Herz zu den linken Fingern fühlt sich alles taub, kalt und gelähmt an. Herabgesetzte Gerinnungsfähigkeit.

Indikationen
- Angina pectoris
- Herzattacke: kommt ganz plötzlich
- Präkordialschmerz

Allgemeines
Verschlimmerung: feuchtes Wetter, geringste Bewegung, Berührung, nachts

Schmerzcharakteristika bei derArzneimittelprüfung
- *Schmerzen gefolgt von Taubheitsgefühl, Kribbeln und lähmiger Schwäche*

Empfindung
Plötzlichkeit, schnell, impulsive Gewalt, Geschwindigkeit

Laurocerasus (Kirschlorbeer), Rosaceae

Ein Mittel bei angeborenem Herzfehler, auch Herzklappenerkrankungen. Zunge und Lippen des Patienten sind bläulich verfärbt.

Indikationen

- Lungenlähmung
- Neugeborenenasphyxie
- Vor Herz-Operation
- Zyanose

Allgemeines

Verschlimmerung: Wärme, Bewegung, vor dem Essen
Verbesserung: Kopftieflage, Schlaf
Dosierung: C 6 und C 30

Schmerzcharakteristika bei der Arzneimittelprüfung

- *Schmerzverlauf nach innen*
- *Schmerzlosigkeit gewöhnlich schmerzhafter Beschwerden*
- *Kneifen mit Empfindung von Reißen*
- *Stiche, Steifheit, Druck vor allem nach außen*

Empfindung

Einwärts/auswärts Druck, der plötzlich ist, gequetscht, pressend, heraus gedrückt, heraus schießen, erstickt, Kurzatmigkeit, Beengung

Ledum palustre (Sumpfporst, Wilder Rosmarin), Ericaceae

Beeinflusst besonders die rheumatische Diathese, die Veränderungen reichen von funktionellen Schmerzen bis hin zu veränderten Absonderungen und Ablagerungen von fester, grober Materie in den Geweben.
Bei der Einwirkung von Fremdeiweiß, Tierbiss oder –stich ist und bleibt das betroffene Glied kalt, jedoch nur Kälte bessert den Schmerz, schlimmer in der Bettwärme.
Arthritische Schmerzen, der Schmerz ist dumpf.
Das Mittel hat Bezug zum Fuß. Die Schmerzen wandern aufwärts. (DD: Kalmia latifolia wandert vom Herzen abwärts).

Indikationen

- Auge: „Blaues Auge“
- Auge: Fremdkörper im Auge
- Bisse von Hunden, Katzen und Ratten, Spinnen, Insekten, Schlangen
- Bisse: Tierbisse
- Injektionen und intravenösen Anwendungen
- Lumbalpunktion und Spinalanästhesie
- Stich- und Bissverletzungen mit Schwellung, auch Zeckenbiss, Tierbisse, Mückenstiche
- Stichverletzung durch Injektion bei Zahnextraktion
- Tetanus: kann Tetanus verhindern
- Verletzung der Augen: vollständige Ptosis des rechten Auges nach Verletzung
- Verletzung durch spitze Gegenstände
- Verletzung nach langer Zeit, wenn noch dunkle Flecken vorhanden sind
- Verstauchung mit Schwellung
- Wunden schmerzhaft
- Zahnextraktion

Allgemeines:
Verschlimmerung: nachts, Bettwärme
Verbesserung: Kälte, Eintauchen der Füße in kaltes Wasser

Schmerzcharakteristika bei der Arzneimittelprüfung
- *Stechende, reißende, klopfende Schmerzen*
- *Besser durch KALTE ANWENDUNGEN*
- *Möchten ihre Füße in EISKALTES WASSER stecken*
- *Schmerzverlauf aufwärts*

Empfindung
Muss sich von einem Ort zum anderen bewegen. Erstreckung, Ausdehnung, Wechsel, Ortswechsel, Umherwandern

Lilium tigrinum (Tigerlilie), Liliaceae

Zeigt einen kräftigen Einfluss auf die Beckenorgane und entspricht vielen Folgeerscheinungen einiger pathologischer Zustände von Uterus und Eierstöcken. Schmerz an kleinen Stellen.

Indikation

- Uterusschmerz: abwärtspressender Uterusschmerz

Allgemeines

Verschlimmerung: Trost, warmes Zimmer
Verbesserung: im Freien, Kreuzen der Beine

Schmerzcharakteristika bei der Arzneimittelprüfung

- *SCHMERZEN verschieben sich flüchtig*
- *Brennende und ausstrahlende Schmerzen*
- *Schießend, quetschend und erschlaffend*
- *Öffnend und schließend*
- *Alle Schmerzen besetzen kleine Stellen, als seien sie durch harten Druck mit den Fingerspitzen auf die Stellen hervorgerufen worden.*
- *Schmerzen an kleinen Stellen*
- *Schmerzverlauf nach rückwärts*
- *Schmerzlosigkeit gewöhnlich schmerzhafter Beschwerden*
- *Der ganze Körper ist wie zerschlagen und wund, selbst der Druck der Kleidung schmerzt.*

Lycopodium clavatum (Bärlappsporen), Lycopodiaceae

Dieses Mittel ist angezeigt bei einer Störung der Leberfunktion und hat eine starke Wirkung auf den Harnapparat und die Verdauung. Charakteristisch sind rechtsseitige Beschwerden, die sich zur linken Seite erstrecken.

Indikationen

- Blähungskoliken
- Blähungsschmerzen nach Operationen
- Blasenentzündung/Zystitis
- Darmverschluss
- Gallenkolik
- Gastralgie
- Geschwür/Ulcus
- Halsschmerzen/Pharyngitis
- Hautjucken/Pruritus
- Ohrenschmerzen
- Operation/chirurgischer Eingriff
- Wassersucht/Aszites
- Gallenblasenoperation

Allgemeines

Verschlimmerung: rechte Seite, rechtes Hypochondrium und Abdomen, 16 bis 20 Uhr

Verbesserung: Blähungsabgang, Bewegung, warmes Essen und Trinken

Schmerzcharakteristika bei der Arzneimittelprüfung

- *Äußerlich brennende Schmerzen*
- *Besser durch Hitze*
- *Plötzliche, blitzartige Schmerzen*
- *Stechende Schmerzen in inneren und äußeren Teilen*
- *In verschiedenen Teilen, wie durch Blähungen*

- *Schmerzen über der rechten Hüfte; unterhalb der Brust; im unteren Abdomen etc.*
- *Überempfindlichkeit gegen Schmerz, der Patient ist außer sich vor Schmerz,*
- *Wird launisch und weinerlich*
- *SCHMERZVERLAUF ABWÄRTS*

Lycopus virginicus (Virginischer Wolfstrapp), Labiateae

Bei Erkrankung mit stürmischer, tumultöser und gewaltiger Herztätigkeit und Schmerz. Gefühl, das Herz springt aus dem Brustkorb heraus, eine tumultartige Herzaktion.
Es erniedrigt den Blutdruck und reduziert die Herzfrequenz. Schwacher, unregelmäßiger, aussetzender, schneller und bebender Puls.
Bluthusten aufgrund von Herzklappenerkrankung.

Indikationen

- Asthma cardiale
- Exophthalmus
- Präkordialschmerz: Einschnürung und Beklemmung
- Thyreotoxikose
- Zyanose

Allgemeines
Die Symptome verschieben sich.
Verschlimmerung: kalte Luft, Bewegung, Reiben
Verbesserung: Wärme

Dosierung
C 30 und C 6

Empfindung
Erregung, Aufregung, die sehr lebhaft, angenehm und zittrig, bebend, prickelnd sein kann, mit Zittern, überwältigt sein, Leidenschaft, Schocks, Stöße.

Lyssinum – Hydrophobinum (Tollwutnosode)

Wirkt in erster Linie auf das Nervensystem. Krämpfe, die durch blendendes Licht oder den Anblick von fließendem Wasser ausgelöst werden. Ständiges Verlangen zu schlucken, was schwierig ist. Schmerzen in den Knochen.

<u>Indikationen</u>

- Bisse von Hunden und Katzen
- Bisse von tollwütigen Hunden
- Bösartige Geschwüre durch Hundebisse
- Tierbiss oder –stich: Echinacea Urtinktur: 5 Tropfen 2 x am Tag in etwas Wasser wegen des Leichengiftes eines vorher getöteten Tieres, wirkt wie ein Antibiotikum, danach 1 x Lyss C 200

<u>Allgemeines</u>

Verschlimmerung: blendendes Licht oder den Anblick von fließendem Wasser

<u>Schmerzcharakteristikum bei der Arzneimittelprüfung</u>

- *Schmerzen brennend an Körperteilen, auf denen man liegt.*

Magnesium carbonicum

Charakteristisch für Hyperazidität von Magen und Darm. Starke neuralgische Schmerzen.

Indikation

- Zahnschmerzen: empfindliche Zähne

Allgemeines

Verschlimmerung: geringste Berührung

Schmerzcharakteristika bei der Arzneimittelprüfung

- *Brennende Zahnschmerzen, blitzartig einschießend, mit einseitig roter Wange*
- *Abends im Bett, mit schmerzhaftem Lockerheitsgefühl, mit Pucken und Reißen*
- *Unter Verlängerungsgefühl bald in diesem, bald in jenem Zahn oben oder unten*
- *Durch Körperbewegung gemildert, schlimmer nachts im Bett und auch am Tage durch Essen und Kauen erneuert*
- *Starker Geschwürschmerz mit Zucken in den Fingern und Füßen*
- *Pochendes Zahnweh mit einzelnen Stichen*
- *Reißen, mit Herausschrauben*
- *Schmerzen, alles am Körper tut ihr weh*
- *Blitzartige Schmerzen in Ruhe, meist links*
- *Scharfe, krampfartige, stechende, einschießende Schmerzen*
- *Schmerzen schlimmer in Ruhe, kann nicht ruhig bleiben, Schmerzen werden unerträglich, muss sich bewegen, v.a. nachts, hat keine Schmerzen, solange sie sich bewegt, aber sobald sie sich setzt oder ruht.*
- *Zuckende Schmerzen hier und da, v.a. beim Aufstehen aus dem Bett, wo ihr wohl ist, neu beginnend.*
- *Periodische nächtliche Schmerzanfälle, schlimmer alle 3 Wochen*
- *Schmerzen bald hier, bald dort im Körper*

Magnesium phosphoricum (Magnesiumphosphat)

Das große Mittel gegen Krämpfe. Krampfen der Muskeln mit ausstrahlenden Schmerzen. Neuralgische Schmerzen, die besser sind durch Wärme. Gewebsschmerzen, extreme Schmerzen, schwerwiegend, muss sich zusammenkrümmen (DD: coloc.).
Schmerzhafte Entzündungen (DD: coloc.). Empfindung, als würden die Muskeln nicht kontrahieren (DD: coloc.). Der Patient möchte sofort vom Schmerz befreit werden (DD: coloc.).

Indikationen

- Blähungskoliken (DD: coloc.)
- Dysmenorrhoe
- Gallenblasenkolik (DD: coloc.)
- Ischiasschmerz
- Katheterisation schmerzhaft
- Katheterisation: Neuralgie der Harnblase nach dem Einsatz eines Katheters
- Krampfartige Schmerzen im Abdomen (DD: coloc.)
- Muskelschmerzen, „Muskelkater"
- Neuralgische Schmerzen (DD: coloc.)
- Nierenkolik (DD: coloc.)
- Sehnenschmerzen
- Terminalstadium bei Krebs: Aufstoßen

Allgemeines
Verschlimmerung: Kälte, rechte Körperseite
Verbesserung: Wärme, heiße Anwendungen, Druck und Reiben

Schmerzcharakteristika bei der Arzneimittelprüfung

- *Schmerzen blitzartig stechend oder bohrend, krampfartig, schießend, scharf, durchdringend, stechend wie mit einem Messer*
- *Schießende, prickelnde Schmerzen, wie durch Elektrizität am ganzen Körper*

- *Blitzartig kommende und gehende Schmerzen oft mit Zusammenschnürungsgefühl verbunden oder alternierend*
- *Schmerzen beginnen plötzlich.*
- *Schnell wandernde Schmerzen*
- *Schmerzen besser durch Ruhe, Hitze und Druck*

Magnetis polis ambo

Verreiben von Milchzucker, der bis zur Sättigung einem Magnetfeld ausgesetzt wurde.

Indikationen

- Kopfschmerzen: Stechen wie durch einen Nagel
- Schmerzen wie von eingeklemmten Blähungen

Allgemeines

Verschlimmerung: Kälte (bei Zahnschmerzen), Bewegung, Berührung (Gelenkschmerzen), Erwachen

Schmerzcharakteristika bei der Arzneimittelprüfung

- *Brennende, lanzinierende Schmerzen durch den ganzen Körper*
- *Brennende Stiche in den fleischigen Teilen*
- *Brennende Züge durch alle Körperteile nach verschiedenen Richtungen hin*
- *Schießen und Zucken*
- *Schauriges Durchziehen durch den ganzen Körper*

Magnetis polis australis (Südpol des Magneten)

Potenzen von Milchzucker oder Wasser, die dessen Einfluss ausgesetzt wurden.

<u>Indikation</u>

- Erfrierungen

<u>Allgemeines</u>

Trotz innerlicher Wärme Kältegefühl, Frösteln oder Schaudern
Verschlimmerung: Herunterhängenlassen der Glieder

<u>Schmerzcharakteristika bei der Arzneimittelprüfung</u>

- *Kneifende Schmerzen hier und da*
- *Äußerliche Wundschmerzen*
- *Zuckende Schmerzen hier und da*

Medusa (Ohren- oder Lappenqualle)

Das ganze Gesicht ist ödematös: Augen, Nase, Ohren, Lippen. Taubheitsgefühl und brennende stechende Hitze auf der Haut, vesikulärer Ausschlag, Urtikaria.
Wirkt auf die Milchsekretion.

Indikationen

- Arzneimittelexantheme
- Urtikaria
- Verletzung durch Quallen

Empfindung

Zusammenziehen, schließen, beengt, begrenzt, erstickt, gespalten, zerbrochen, zerdrückt, hineinziehen, öffnen und schließen, verschlossen

Melilotus (Steinklee), Fabaceae

Kongestionen und Blutungen sind die besonderen Wirkungen dieses Mittels.
Heftige, kongestive und nervöse Kopfschmerzen. Pulsierender Stirnkopfschmerz mit Völle über den ganzen Kopf, Neuralgie über die rechte Kopfseite.
Schmerz und Schwäche.

Indikationen

- Epilepsie von einem Schlag auf den Kopf
- Nasenbluten bei Kopfschmerzen
- Sonnenstich mit Verwirrung

Allgemeines

Verschlimmerung: Herannahen eines Sturmes, regnerisches Wetter, Bewegung
Verbesserung: Nasenbluten erleichtert die pulsierenden Kopfschmerzen.

Schmerzcharakteristika bei der Arzneimittelprüfung

- *Alternierende Schmerzen, Rückenschmerz abwechselnd mit Kopfschmerz, Schmerz von der rechten Schläfe zum rechten Knie*

Menyanthes trifoliata (Bitterklee), Menyanthaceae

Ein Mittel für bestimmte Kopfschmerzen und intermittierendes Fieber. Gefühl von Spannung und Zusammendrücken.

Indikation

- Kopfschmerzen: Drücken im Scheitel, harter Druck mit der Hand bessert. Von beiden Seiten zusammenpressender Schmerz im Scheitel, mit der Empfindung beim Treppensteigen, als drückte bei jedem Tritt ein Gewicht auf das Gehirn.

Allgemeines

Verschlimmerung: Treppen steigen, Ruhe, abends

Verbesserung: Nach vorne beugen, Sitzen, Druck auf die betroffene Stelle, Bewegung

Schmerzcharakteristika bei der Arzneimittelprüfung

- *Stechend, kneifende Schmerzen*
- *Zuckender Schmerz in äußeren Teilen*
- *Kneifender Schmerz in äußeren Teilen*
- *Spannung in der Nasenwurzel, in Armen, Händen und Fingern*
- *Spannung in der Haut, als sei sie um ein Vielfaches zu eng und er sei darin eingezwängt.*
- *Zusammenschnürungsgefühl*
- *Besser durch Aufdrücken mit der Hand*

Mercurius corrosivus (Quecksilbersublimat)

Dieses Salz steht vor allen anderen Mitteln an erster Stelle bei Dysenterie und Tenesmus des Rektums, der unaufhörlich ist und durch den Stuhlgang nicht erleichtert wird. Der Stuhl ist heiß, blutig, schleimig, stinkend mit schneidenden Schmerzen und Schleimhautfetzen.

Indikation
- Lebensmittelvergiftung durch Fischrogen: anhaltendes blutiges Erbrechen, schwere Atemnot und fortschreitende Lähmung

Allgemeines
Verschlimmerung: abends, nachts, Säuren
Verbesserung: während des Ausruhens

Schmerzcharakteristika bei der Arzneimittelprüfung
- *Ätzende Schmerzen*
- *Innerlich brennende Schmerzen*
- *Fein stechender Schmerz hier und da in den Muskeln, am Tag*
- *Gegen Abend unangenehmes Gefühl (Ziehen) in der Beinhaut aller Knochen, wie bei Eintritt von Wechselfieber, mit Hitzegefühl im Kopf*

Mercurius solubilis aut vivus (Schwarzes Quecksilberoxyd und elementares Quecksilber)

Es verwandelt gesunde Zellen in einen hinfälligen, entzündeten und nekrotischen Trümmerhaufen, zersetzt das Blut und ruft schwere Anämie hervor.
Dieses Mittel passt für Entzündungen und Eiterungen, eiternde Wunden werden zu fressenden Ulzerationen, die sich ausbreiten. Hypergranulationen mit wildem Fleisch.

<u>Indikationen</u>

- Abszesse
- Entzündungen und Eiterungen
- Geschwür/Ulcus
- Grippaler Infekt
- Halsschmerzen/Pharyngitis: stinkende Halsentzündung mit schwierigem Schlucken
- Herpes zoster
- Ohrenschmerzen

<u>Allgemeines</u>

Verschlimmerung: nachts, nasses, feuchtes Wetter, Liegen auf der rechten Seite, Schwitzen
Verbesserung: Gehen, jedoch dabei Herzklopfen und Schwitzen oder Frostigkeit

<u>Schmerzcharakteristika bei der Arzneimittelprüfung</u>

- *Brennend-stechende Schmerzen*
- *BRENNEN, in Körperhöhlen, im Hals, an alten Geschwüren, an befallenen Gelenken*
- *Bohren, Graben, zerrende Schmerzen*
- *Rheumatische, gichtige, ziehend und stechend reißende Schmerzen, vor allem in den Gliedern und Gelenken, besonders nachts, mit viel Schweiß, der nicht erleichtert*
- *Schneiden in inneren Teilen*

- *Stechende Schmerzen in den Knochen und in äußeren Teilen*
- *Feines Stechen, durchstechende Schmerzen und Stiche*
- *Verrenkungsschmerz in allen Gelenken, wie Zusammenbrechen und Zusammendrücken, mit Unruhe, die auf keiner Stelle verharren lässt, und im Sitzen und Liegen zu stetem Herumdrehen nach allen Seiten und stetem Bewegen der Glieder nötigt*
- *Allgemeine große Zerschlagenheit des ganzen Körpers, mit Schmerzhaftigkeit aller Knochen*
- *Verschlimmerung der Schmerzen durch Bettwärme bis zum Unerträglichen*
- *Schmerzverlauf ausstrahlend*
- *Meist WENIG SCHMERZEMPFINDLICH*
- *Jammert wenig, lässt sein Leiden nicht so sehen.*

Mezereum (Seidelbast), Thymelaceae

Schmerzen verschiedenster Art mit Frostigkeit und Empfindlichkeit gegen kalte Luft.
Dicke, lederartige Krusten, unter denen sich Eiter sammelt bei Ausschlägen.

Indikationen
- Hautjucken/Pruritus
- Herpes zoster im Gesicht mit starkem Brennen
- Herpes zoster: das unerträglichste Jucken auf der Haut mit und ohne Ausschlag
- Jucken der Haut ist unerträglich
- Magenulkus mit Brennen
- Neuralgien an Gesicht und Zähnen
- Neuralgische Schmerzen
- Terminalstadium Krebs: Jucken
- Verletzung der Augen
- Ziliarneuralgie nach Operation

Allgemeines
Verschlimmerung: kalte Luft, nachts, Berührung, Bewegung
Verbesserung: im Freien

Dosierung
C 30 aufgrund der Hautsymptomatik

Schmerzcharakteristika bei der Arzneimittelprüfung
- *Innerlich brennende Schmerzen, aber äußerliches Beben, mit äußerlichem Frösteln,*
- *Brennen in den Verdauungsorganen*
- *Brennende zuckende Empfindung in den Muskeln, als zucke Feuer durch sie hindurch*
- *Spannen in den Muskeln*
- *Heiße, zuckende Stiche an verschiedenen Teilen*

- *Fressender Wundheitsschmerz in den Schleimhäuten*
- *Ziehende Schmerzen in einer Körperhälfte, mit Frostigkeit*
- *Zuckende Schmerzen mit lange nachbleibendem Wehtun*
- *Schmerzen schießen nach oben, scheinen den Patienten aus dem Bett zu ziehen.*
- *Von Frostigkeit und Schauder begleitete Anfälle von Schmerzen und Beschwerden*
- *Schlimmer durch Berührung der leidenden Teile, sowie durch Bewegung*
- *Nach Schmerzen Frösteln und Taubheit*

<u>Empfindung</u>

Ausgewrungen, verdreht, geschraubt, krampfend

Millefolium (Schafgarbe), Asteraceae

Ein unschätzbares Heilmittel für verschiedene Blutungsarten, das Blut ist hellrot. Starker Schmerz in der Magengrube. Böse Folgen von Sturz aus großer Höhe oder von zu schwerem Heben.
Keine Schmerzen bei den Blutungen.

Indikationen
- Blutende Wunden
- Blutiger Auswurf der Atemwege
- Blutungen der Lunge durch Sturz
- Blutungen durch innere Verletzungen
- Blutungen innerlich durch chirurgischen Eingriff
- Menorrhagien
- Metrorraghien
- Steinoperationen
- Überanstrengung (wenn Arnica versagt)
- Verletzung innerer Organe und Bluterbrechen (Hämoptyse) als Folge von Sturz aus großer Höhe
- Verletzung vom Heben
- Verletzungen der Blutgefäße durch Zerreißen derselben
- Verstauchungen
- Wunden schmerzhaft

Allgemeines
Verschlimmerung: starke Anstrengung, Heben, Bücken, Zusammenkrümmen des Körpers
Verbesserung: tagsüber

Dosierung
Bei hellrotem Nasenbluten: C 30

Empfindung
Verletzt, gekränkt, schockiert, verbrannt oder verbrüht, Furcht vor Berührung, Furcht vor Annäherung und Verletzung

Moschus (Sekret des Moschusbocks, Bisam)

Ein Mittel für Hysterie und nervöse Anfälle, Ohnmachtsanfälle und Konvulsionen.

Indikationen
- Ohnmacht
- Ohnmacht, auch mit nachfolgenden Kopfschmerzen

Allgemeines
Verschlimmerung: Druck, Bewegung
Verbesserung: im Freien, frische Luft, durch Riechen an Moschus, Reiben

Schmerzcharakteristika bei der Arzneimittelprüfung
- *Schmerzen, mit einer Art Beklemmungsgefühl, oder ein sehr heftiger, beklemmender Schmerz*
- *„Schreckliche" Schmerzen am ganzen Körper*
- *Zuckschmerz in allen Teilen, vor allem nachts*
- *Zerschlagenheitsschmerz in allen Gliedern*
- *Verrenkungs- und Zerschlagenheitsschmerz des Teiles, auf dem er liegt*
- *Schmerzgefühl im ganzen Körper, mit einer Art Schauder, obschon er warm anzufühlen ist.*

Muriaticum acidum (Salzsäure)

Diese Säure hat eine besondere Beziehung zum Blut. Weiterhin charakteristisch ist die große Schwäche.
Der Hinterkopf ist schwer, lautes Stöhnen des Patienten, er leidet still.
Hämorrhoiden sind äußerst sensibel.

Indikationen

- Dekubitus, wegen der unglaublichen Schwäche: Dosierung C 30
- Hämorrhoiden
- Kopfschmerz, als würde das Gehirn zerdrückt

Allgemeines
Verschlimmerung: feuchtes Wetter, vor Mitternacht
Verbesserung: Liegen auf der linken Seite

Schmerzcharakteristika bei der Arzneimittelprüfung

- *Brennende Schmerzen*
- *Reißen und Stechen durch den ganzen Körper*
- *Wundschmerz in den Gelenken*
- *Schmerz der Beinhaut aller Knochen, wie bei Wechselfieber*

Empfindung der Säuren
Gemeinsame klinische Eigenschaften der Säuren sind beißend-ätzend, Schwäche und Reizbarkeit, Blutungen, Muskelschwäche, saure und reizende Leukorrhoe, Atemnot und Husten, Diarrhoe, in seltenen Fällen Schwerhörigkeit, Verschlimmerung der Symptome durch Kaffee.
„Unablässige, kräftezehrende und anstrengende Suche nach Vereinigung, nach Einheit."

Naja tripudians (Gift der Kobra)

Dieses Schlangengift verursacht keine Hämorrhagie sondern Ödeme. Außerdem verlangsamt sich die Atmung und hört schließlich auf.

Indikationen

- Angina pectoris
- Dyspnoe
- Endokarditis, akut und chronisch
- Erstickungsgefühl
- Herzklappenerkrankung
- Herzschädigung nach Infektionskrankheit

Allgemeines

Verschlimmerung: kann nicht auf der linken Seite liegen, Kälte
Verbesserung: Gehen oder Fahren im Freien

Schmerzcharakteristika bei der Arzneimittelprüfung

- *Schmerzen gehen von links nach rechts*
- *Verlust der Empfindungsfähigkeit*

Empfindung

Umgreifen, umspannen, zusammengeschnürt, es wird enger und enger, strangulierend, ersticken, würgen, zerquetschen, zerdrücken, erdrosseln, beklemmend, bedrückend, umzingelt dich, kesselt dich ein, kraftvolles Verwinden.

Natrium carbonicum (Natriumcarbonat)

Alle Natriumsalze stimulieren die zelluläre Aktivität und verstärken die Oxidation und den Metabolismus. Große Schwäche durch Sommerhitze, chronische Folgen von Sonnenstich.

Indikation

- Hitzschlag: schlimmer die starke Mittagshitze, schlimme Langzeitfolgen von Hitzschlag, Sonnenstich

Allgemeines

Verschlimmerung: Sitzen, Musik, Sommerhitze, Sonne, Gewitter, geringster Luftzug

Verbesserung: Bewegung

Schmerzcharakteristika bei der Arzneimittelprüfung

- *Schmerzen schneidend, in äußeren Körperteilen*
- *Kribbelndes Stechen in den Muskeln*
- *Stiche von innen nach außen*
- *Zucken oder zuckende Empfindung in einzelnen Gliedern, Gelenken und Muskeln*
- *Bei Schmerzen Angst, Zittern und Schweiß*

Natrium sulphuricum (Natriumsulfat, Glaubersalz)

Klinisch hat es sich als ein wertvolles Mittel bei spinaler Meningitis erwiesen, gleichermaßen bei Kopfsymptomen und psychischen Störungen, die von einer Kopfverletzung herrühren. Ein Mittel für die chronischen Folgen einer Kopfverletzung, sogar noch nach 20 Jahren.

Indikationen

- Anästhesie: Komplikationen
- Epilepsie mit der Vorgeschichte einer Kopfverletzung
- Gallenkolik
- Geistige Erkrankung nach Kopfverletzung
- Gemütsbeschwerden nach Kopfverletzung
- Hirntumor nach Kopfverletzung
- Hitzschlag bei hoher Luftfeuchtigkeit in den Tropen
- Kopfverletzung mit nachfolgenden Beschwerden
- Lumbalpunktion und Spinalanästhesie mit danach eintretenden Kopfschmerzen
- Nackenverletzung
- Verletzung der Wirbelsäule

Allgemeines

Verschlimmerung: Musik, Liegen auf der linken Seite, feuchtes Wetter

Verbesserung: trockenes Wetter, Druck, Lagewechsel

Dosierung

C 1000 und höher bei Verwirrung nach Kopfverletzung

Schmerzcharakteristika bei der Arzneimittelprüfung

- *Schmerzen dumpf, scharf, besser durch Bewegung*
- *Reißen und Stechen oder Zucken und zuckendes Reißen in den Gliedern und anderen Teilen v.a. abends und nachts bei Schmerzen*

- *Wundheit quer über das Abdomen, die Seiten und den Rücken bei Schmerzen*
- *Zerschlagenheitsgefühl bei Schmerzen*

Nitricum acidum (Salpetersäure)

Dieses Mittel wählt sich als besonderen Wirkort die Körperöffnungen, wo Schleimhaut und äußere Haut aneinandergrenzen. Diese schmerzen wie von Splittern.

Indikationen
- Darmverschluss
- Frostbeulen: erfrorene, entzündete, juckende Stellen
- Geschwür/Ulcus
- Prellung oder Quetschung der Wirbelsäule
- Schluckbeschwerden
- Wunden schmerzhaft

Allgemeines
Verschlimmerung: abends und nachts, kaltes Klima und auch heißes Wetter
Verbesserung: beim Fahren im Wagen

Schmerzcharakteristika bei der Arzneimittelprüfung
- *SCHMERZEN, als ob ihnen das Fleisch von den Knochen gerissen würde.*
- *Krampfartige, schießende, brennende, drückende Schmerzen, wie wund*
- *SPLITTERSCHMERZEN*
- *Splitter in entzündeten Teilen, in Geschwüren oder Nerven,*
- *als sei ein Splitter in das betroffene Teil gedrückt worden, dieselbe Empfindung beim Schlucken*
- *STECHENDE Schmerzen*
- *Stichlichte Schmerzen, wie von Splittern, vor allem bei Berührung*
- *Syphilitische Knochenschmerzen*
- *Häufige Ziehschmerzen in fast allen Teilen, schnell kommend und schnell vergehend, schlimmer abends*

- *Ziehschmerz in der Beinhaut aller Knochen, wie vor Wechselfieber*
- *Zuckender Schmerz in inneren Teilen*
- *In alten Narben und Wunden beim Wetterwechsel*
- *Schmerzen entwickeln sich während des Schlafes, sind im Schlaf fühlbar.*
- *Die Schmerzen, auch mindere, greifen ihn übermäßig an, so dass er ganz außer sich ist.*
- *Schmerzen tauchen auf und verschwinden RASCH.*

Empfindung der Säuren

Gemeinsame klinische Eigenschaften der Säuren sind beißend-ätzend, Schwäche und Reizbarkeit, Blutungen, Muskelschwäche, saure und reizende Leukorrhoe, Atemnot und Husten, Diarrhoe, in seltenen Fällen Schwerhörigkeit, Verschlimmerung der Symptome durch Kaffee.
„Unablässige, kräftezehrende und anstrengende Suche nach Vereinigung, nach Einheit.“

Nux moschata (Muskatnuss), Myristicaceae

Nux moschata zeigt eine ausgeprägte Tendenz zu Ohnmachtsanfällen mit Herzinsuffizienz. Kalte Extremitäten, extreme Trockenheit der Schleimhäute und der Haut. Durstlos, ohne Schweiß, trockener Mund.
Unglaubliche Benommenheit, schläft ein, ständig schläfrig, unwiderstehliches Bedürfnis zu schlafen. Schläfrig trotz schwerster Pathologien.

Indikationen

- Koma
- Narkolepsie
- Ohnmacht durch den Anblick von Blut
- Ohnmacht durch geringsten Schmerz
- Trockener Mund nach Chemotherapie

Allgemeines

Verschlimmerung: kalter, feuchter Wind, kaltes Waschen, Liegen auf der schmerzhaften Seite
Verbesserung: Wärme, trockenes Wetter

Schmerzcharakteristika bei der Arzneimittelprüfung

- *Schmerzen herumziehend, wühlend drückende, die stets nur eine kleine Stelle einnehmen, nur kurz verweilen, aber bald wiederkommen.*
- *Wundschmerzen wie zerschlagen in Teilen, auf denen er liegt*
- *Schnell wandernde Schmerzen*
- *Die Schmerzen erscheinen an einzelnen Punkten am ganzen Körper und sind schlimmer auf der linken Seite.*
- *Große Empfindlichkeit des Körpers, auch nach weichem Lager bald Schmerzen in den Teilen, auf denen man liegt.*
- *Verlust der Empfindungsfähigkeit in verschiedenen Körperteilen*
- *Gefühl von elektrischen Schlägen bei jeder Bewegung*

Empfindung

Verwirrt, verdutzt, benebelt, isoliert, nicht zugehörig, betäubt

Nux vomica (Brechnuss von Strychnos Nux-vomica) Loganiaceae

Für den Patient mit reizbarem Nervensystem mit eifrigem, feurigem Temperament. Auf der körperlichen Ebene kommt es zu Anfällen von Unwohlsein, manchmal mit Übelkeit, die von der Magengrube aufsteigt.
Angst, Schwäche und Zittern der Glieder mit flüchtiger Hitze und Blässe des Gesichts.
Klingeln in den Ohren, Kribbeln in Füßen und Händen mit dem Verlangen sich hinzulegen.
Metastasierung von Krankheitsprozessen.

Indikationen

- Anästhesie: Komplikationen
- Darmverschluss
- Durchfall, Erbrechen, Übelkeit, Kopfschmerzen
- Elektrischer Schlag
- Frostbeulen: brennendes Jucken in milder Jahreszeit, die Finger sind stellenweise rot und erfroren
- Gastralgie
- Ischiasschmerz
- Kolikschmerzen akut nach Operation, Reizbarkeit, Übelkeit, bitteres, galliges Erbrechen
- Lebensmittelvergiftung: Kartoffeln
- Medikamente, Reaktionen; Dosierung: C 30
- Medikamentenabusus
- Mittel zum Ernüchtern Betrunkener
- Ohnmacht
- Terminalstadium Krebs: Aufstoßen
- Unverträglichkeit des Anästhetikums bei Zahnbehandlung
- Vergiftung durch Alkohol, Narkotika und Schlafmittel
- Zahnextraktion

Allgemeines
Verschlimmerung: Narkotika, nach dem Essen, Stimulantien, Rauschgifte, geistige Anstrengung
Verbesserung: kurzer Schlaf, wenn er nicht gestört wird, abends, Ruhe, feuchtes warmes Wetter, starker Druck

Schmerzcharakteristika bei der Arzneimittelprüfung
- *SCHMERZEN, Stiche im ganzen Körper, er fühlt sich überall wund an.*
- *Schlimmer morgens*
- *Stiche, wie Zucken, in verschiedenen Teilen, so dass der ganze Körper davon erschüttert wird.*
- *Schmerzen fahren gleichsam durch den ganzen Körper.*
- *Sie hält den gegenwärtigen Schmerz für unausstehlich und will sich lieber das Leben nehmen.*
- *Schlimmer abends von 20 bis 21 Uhr, bis zur Unerträglichkeit*
- *Plötzlicher Schmerzbeginn*

Empfindung
Schockiert, zerschmettert, am Boden zerstört, erschüttert, in Stücke zerfetzt, gelähmt

Okoubaca (Afrikanischer Urwaldbaum)

Dieses nützliche Mittel wirkt entgiftend und ist erfahrungsgemäß ein hervorragendes Mittel bei Magenverstimmung oder flauem Gefühl im Magen.

Indikationen

- Diffuse Übelkeit
- Durchfall, Erbrechen, Übelkeit
- Magen-Darm-Katarrhe in den Tropen

Dosierung

D 2 bei Bedarf 3 Globuli im Abstand von 15 Minuten

Opium (Schlafmohn), Papaveraceae

Die Wirkungen von Opium, wie sie in der Unempfindlichkeit des Nervensystems, der Dämpfung von Körperfunktionen, der schläfrigen Benommenheit, der Schmerzlosigkeit, der Untätigkeit, der allgemeinen Trägheit und dem Mangel an Vitalreaktionen zum Ausdruck kommen, stellen die Hauptindikation für die homöopathische Anwendung dieser Droge dar.
Wenn Schreck oder Angst belastet. Erinnerung an Furcht, die im Gehirn gespeichert wird.
Reagiert auf keine äußeren Stimuli im Koma. Der Klang der Atmung ist schnarchend, das ist das einzige lebendige Zeichen bei Koma. Der Patient ist warm und schwitzend wegen der Atmung. Die Pupillen reagieren nicht auf Licht.

Indikationen

- Anästhesie: Komplikationen
- Apoplexie
- Atemstillstand
- Darmverschluss: Obstipation, harter Stuhl bei Darmverschluss mit Erbrechen von Stuhl
- Elektrischer Schock
- Folgemittel von Aconitum bei Angst
- Hypersensibilität, aber Überempfindlichkeit gegenüber Schmerz
- Koma nach Kopfverletzung oder Schlaganfall
- Komatöser, bewusstloser Patient
- Medikamente, Reaktionen; Dosierung: C 30
- Operation/chirurgischer Eingriff
- Paralytischer Ileus, Darmverschluss nach Operationen
- Schock und Kollaps
- Zwischenmittel bei Stumpfneuralgie, Phantomschmerz
- Zyanose

Allgemeines
Verschlimmerung: Hitze, während und nach dem Schlaf
Verbesserung: kalte Dinge, ständiges Gehen

Dosierung
C 1000 oder C 10.000 nach Apoplexie

Schmerzcharakteristika bei der Arzneimittelprüfung
- *Schmerzen wehenartig*
- *Schmerzlosigkeit bei gewöhnlich schmerzhaften Leiden, klagt über nichts und verlangt nach nichts.*
- *Anästhesie, keine Schmerzen in verbrannten Teilen*
- *Empfindung bald als wenn flüchtiges Feuer, bald als wenn eiskaltes Wasser durch die Adern liefe.*
- *Unempfindlichkeit; Gefühl äußerlicher Taubheit*

Empfindung
Intensiver Schmerz jeglicher Art mit großer Intensität, Folter; Qual, intensives heftiges Leiden, Gewalt, Schreck und Schock, höllenähnlicher Zustand

Oxalicum acidum (Oxalsäure)

Oxalsäure, innerlich eingenommen, ist ein heftiges Gift, das motorische Lähmung, Kollaps und Tod verursacht.
Es erzeugt Atemnot mit kurzem ruckendem Einatmen, Atemnot: bei bläulich marmorierter Färbung und nervöser Aphonie mit Herzstörungen.

Indikationen

- Angina pectoris: heftiger, lanzinierender Schmerz in der linken Lunge, der plötzlich auftritt und den Atem nimmt.
- Atemnot, Dyspnoe
- Kollaps
- Zyanose

Allgemeines

Verschlimmerung: Bewegung, Denken an die Beschwerden
Verbesserung: Blähungsabgang

Schmerzcharakteristika bei der Arzneimittelprüfung

- *Schmerzen heftige, schneidende, schießende, stechende, reißende*
- *Brennen an der Stirn, im Magen, Schlund, Unterleib, in der Harnröhre, in Händen und Füßen*
- *Ruckende Schmerzen, wie kurze Stiche, auf kleine Stellen beschränkt, nur wenige Sekunden dauernd*
- *Wundheitsgefühl und Schmerzen im ganzen Körper*
- *Schmerzen erscheinen in kleinen, länglichen Stellen, in kleinen umschriebenen Stellen.*
- *Berührungsschmerz*
- *Schmerzen periodisch auftretend*
- *Schmerzen schlimmer durch Bewegung, Körperübungen,*
- *Schmerzen schlimmer beim Denken daran*

Empfindung der Säuren

Gemeinsame klinische Eigenschaften der Säuren sind beißend-ätzend, Schwäche und Reizbarkeit, Blutungen, Muskelschwäche, saure und reizende Leukorrhoe, Atemnot und Husten, Diarrhoe, in seltenen Fällen Schwerhörigkeit, Verschlimmerung der Symptome durch Kaffee.

„Unablässige, kräftezehrende und anstrengende Suche nach Vereinigung, nach Einheit."

Paris quadrifolia (Einbeere), Liliaceae

Die Kopfsymptome sind sehr ausgeprägt. Gefühl von Ausdehnung und sich daraus ergebender Spannung. Kälte der rechten Körperseite, die linke Seite ist heiß. Katarrhalische Beschwerden, verstopftes Gefühl an der Nasenwurzel.

Indikation
- Rechtsseitige Migräne über dem Auge

Allgemeines
Verschlimmerung: plötzliche Bewegung, nach Schlaf
Verbesserung: Bewegung

Schmerzcharakteristika bei der Arzneimittelprüfung
- *Stechende Schmerzen in allen Körperteilen, vor allem in den Gliedern*
- *Gefühl der Ausdehnung, Gefühl wie vergrößert, und sich daraus ergebende Spannung*
- *Gefühl, als hätten sich alle inneren Organe zusammengezogen*
- *Wie ein Gewicht auf dem Nacken*
- *Augen: Gefühl wie vergrößert*
- *Ziehen des Augapfels nach hinten, wie an einem Faden ins Gehirn oder zum Hinterkopf*
- *Als ob der Sehnerv das Auge in den Kopf hineinzöge*

Empfindung
Ausgestoßen, herausgezwängt, herausgedrückt, beklemmt, genötigt, gezwungen, zusammengezogen

Petroleum (Steinöl)

Kropf-Diathese, besonders beim dunklen Menschentyp, der an katarrhalischen Zuständen der Schleimhäute, Magenübersäuerung und Hautausschlägen leidet.
Risse der Finger, Hände, Füße besonders im Winter.

Indikation
- Frostbeulen

Allgemeines
Verschlimmerung: im Winter, Feuchtigkeit, Fahren im Wagen, passive Bewegung
Verbesserung: warme Luft

Schmerzcharakteristika bei der Arzneimittelprüfung
- *Schmerzen, zuckendes Drücken an diesen und jenen Teilen*
- *Gichtschmerz im Hüft-, Knie- und Fußgelenk, nachts*
- *Verrenkungsschmerz in Armen, Brust und Rücken, vormittags*
- *Zerschlagenheitsgefühl am ganzen Körper, v.a. in Gelenken*
- *Ziehen hier und da, v.a. auch am Kopf, Stirn, Schläfen und Backenzähnen, lähmiges, drückendes im linken Schienbein und Unterarm, auf der Streckseite, ziehender Druck auf den Knochen hier und da*
- *Klammartiges Ziehen und Druck in den Gliedern*

Petroselinum sativum (Krause Blattpetersilie), Umbelliferae

Dieses Mittel hat seine Leitsymptome im Bereich des Harntraktes. Hämorrhoiden mit starkem Jucken, plötzlicher unwiderstehlicher Harndrang, heftiges Beißen und Jucken tief in der Urethra.

Indikationen

- Katheterfieber mit Schmerzen durch Katheterisation
- Katheterisation schmerzhaft

Schmerzcharakteristika bei der Arzneimittelprüfung

- *BEISSENDE Schmerzen*
- *Äußerlich zuckende Schmerzen*
- *Beschwerden beim Urinieren bei Säuglingen und Kindern*
- *Springen auf und ab vor Schmerz und Urindrang*

Empfindung

Plötzliche unerwartete Gewalt oder Angriff, Dolchstoß, Stechen, überwältigt von Taubheitsgefühl, Betäubung, Wunde, missbraucht, messerstichartige Schmerzen, lanzinierende Schmerzen

Phellandrium aquaticum (Wasserfenchel), Umbelliferae

Die Symptome der Atemwege sind von größter Wichtigkeit und sind häufig klinisch verifiziert worden. Ein sehr gutes Mittel für übelriechenden Auswurf und Husten bei Schwindsucht, Bronchitis und Emphysem.

Indikation

- Brustschmerzen

Allgemeines

Verschlimmerung: Sitzen und Stehen, nach dem Mittagessen, während Menses

Verbesserung: im Freien, Bewegung

Schmerzcharakteristika bei der Arzneimittelprüfung

- *SCHMERZEN, Brennen, äußerlich*
- *Stechen, innerlich, äußerlich in den Knochen*
- *NACH AUSSEN STECHEND*
- *Taubheit in den Teilen, auf denen er liegt.*
- *Stechender Schmerz durch die rechte Mamma nahe am Brustbein, erstreckt sich bis in den Rücken zwischen die Schultern.*
- *Schmerz in den Brustwarzen, jedesmal wenn der Säugling angelegt wird.*

Empfindung

Plötzliche unerwartete Gewalt oder Angriff, Dolchstoß, Stechen, überwältigt von Taubheitsgefühl, Betäubung, Wunde, missbraucht, messerstichartige Schmerzen, lanzinierende Schmerzen

Phosphoricum acidum (Phosphorsäure)

Eine Säure, die nervliche Erschöpfung hervorruft. Erst geistige Schwäche, dann körperliche Schwäche.

Indikationen

- Dehydration nach Flüssigkeitsverlust
- Wunden schmerzhaft

Allgemeines

Verschlimmerung: nachts, Ruhe

Verbesserung: Bewegung, nächtliche Schmerzen sind besser durch Druck

Schmerzcharakteristika bei der Arzneimittelprüfung

- *Brennende Schmerzen durch die obere Körperhälfte, vom Kreuz und der Magengrube nach unten, während die Glieder bei Berührung kalt sind*
- *Drückende, brennende, reißende Schmerzen in der Nacht*
- *Klemmend drückende Schmerzen*
- *Quetschungsschmerz oder zusammenziehende Schmerzen*
- *Mattigkeit des Körpers, fühlt sich sehr schwach*
- *Nächtliche brennend reißende Knochenschmerzen*
- *Schründen in den Wunden, selbst in denen der Knochen*
- *WACHSTUMSSCHMERZEN*
- *Jede beschädigte Stelle schmerzt wie wund.*
- *Schmerzen scheinen tief eingewurzelt.*
- *Allgemeine Schmerzhaftigkeit der Knochen und des Periosts*
- *Knochenschmerzen nachts*
- *WIE KRATZENDE SCHMERZEN in den KNOCHEN im Periost*
- *Als ob ein rauhes Instrument über die Knochen gezogen würde*
- *Empfindlicher Schmerz, wie Schaben mit einem Messer auf dem Periost aller Knochen, nach Quetschungen*
- *Knochenschmerzen gehen in die Seite, auf der man liegt.*

Empfindung der Säuren

Gemeinsame klinische Eigenschaften der Säuren sind beißend-ätzend, Schwäche und Reizbarkeit, Blutungen, Muskelschwäche, saure und reizende Leukorrhoe, Atemnot und Husten, Diarrhoe, in seltenen Fällen Schwerhörigkeit, Verschlimmerung der Symptome durch Kaffee.

„Unablässige, kräftezehrende und anstrengende Suche nach Vereinigung, nach Einheit."

Phosphorus (gelber Phosphor)

Phosphor wirkt reizend, entzündend und degenerierend auf die Schleimhäute. Er reizt und entzündet die serösen Häute, entzündet das Rückenmark und die Nerven, wodurch es zu Lähmungen kommt. Er zerstört die Knochen, insbesondere den Unterkiefer und das Schienbein. Er verändert die Beschaffenheit des Blutes, wodurch es zu einer fettigen Degeneration der Blutgefäße und jeglicher Gewebe und Organe des Körpers kommt, was dann Blutungen und hämatogene Gelbsucht zur Folge hat.

Indikationen

- Abszesse
- Angina pectoris
- Augen, Verletzung
- Blitzschlag
- Blutungen
- Chemotherapie
- Cholezystektomie: Phosphorus C 1000 mit empfindlichem Magen und Galleerbrechen
- Dehydration nach Flüssigkeitsverlust
- Elektrischer Schock
- Erblindung durch Blitzschlag
- Erfrorene Zehen bei Frostbeulen
- Gastralgie
- Knochenbrüche wiederholt
- Medikamente, Reaktionen: X-Ray C 200, dann Phosphorus C 30 3 x tgl.
- Narkosefolgen: Erbrechen nach Zahnextraktion
- Nasenbluten
- Operation/chirurgischer Eingriff
- Operation: Schmerzen im rechten Oberbauch
- Pankreatitis: der Schmerz zieht bis zum Rücken mit Brennen und Erbrechen
- Radiumtherapie

- Terminalstadium Krebs: Übelkeit und Erbrechen
- Zahnextraktion

Allgemeines

Verschlimmerung: Berührung, körperliche oder geistige Anstrengung, Dämmerung, warmes Essen oder warme Getränke, Wetterwechsel, Liegen auf der linken oder schmerzhaften Seite, während eines Gewitters

Verbesserung: im Dunkeln, Liegen auf der rechten Seite, kalte Nahrung, Kälte, im Freien, Schlaf

Schmerzcharakteristika bei der Arzneimittelprüfung

- *Schmerzen, brennende, innerer oder äußerer Teile, überall, im Gehirn, auf der Haut, in Magen, Brust.......*
- *Schmerzen reißend, rheumatisches und gichtiges Reißen und Stechen, am meisten in den Gliedern, auch nach jeder Erkältung, v.a. nachts, im Bett*
- *Ziehende, bohrende Schmerzen, v.a. nachts*
- *Beim Essen fangen immer die Schmerzen an und dauern, solange er isst, mittags und abends.*
- *Schmerzen bei Wetterveränderung, fühlt er schon im Voraus an den Schmerzen.*
- *Schmerzen anhaltend oder zumindest unregelmäßig auftretend*
- *Schmerzen an kleinen Stellen*
- *Schmerzverlauf aufwärts*
- *Schmerzbeginn und -ende allmählich*

Physalia pelagica (Jellyfish)

Kollapszustände mit extremer Blässe, Blutdruckabfall, Angst, Unruhe und Bradykardie

Indikation

- Verletzung durch Quallen

Empfindung

Zusammenziehen, schließen, beengt, begrenzt, erstickt, gespalten, zerbrochen, zerdrückt, hineinziehen, öffnen und schließen, verschlossen

Physostigma venenosum (Kalabarbohne), Leguminosae

Der Hauptwirkstoff dieses Mittels, das Physostigmin, stimuliert das Herz, erhöht den Blutdruck und vermehrt die Peristaltik. Es bewirkt eine Kontraktion der Pupille und der Ziliarmuskeln und führt einen zunehmenden Zustand von Kurzsichtigkeit herbei. Begleiterscheinungen sind Zucken der Augenmuskeln, Reizung der Spinalnerven, Starrheit der Muskeln.

Indikationen

- Augen: Verletzung
- Glaukom, wenn der Druck nach Iridektomie steigt

Allgemeines

Verschlimmerung: Wetterveränderung, kaltes Wasser,
Verbesserung: Wärme an den Füßen, Liegen auf dem Rücken

Schmerzcharakteristika bei der Arzneimittelprüfung

- *Gelegentlich scharfe Schmerzen in verschiedenen Körperteilen*
- *Beliebig beginnende Schmerzen halten an, bis es zum nächsten mal entweder 12 oder 24 Uhr wird.*

Empfindung

Sich spalten, auseinander fallen, zerstreut, zusammengebunden, fragmentiert, in Stücke zerfallen

Phytolacca decandra (Kermesbeere, die frische Wurzel) Phytolaccaceae

Ein Mittel, das in erster Linie auf die Drüsen wirkt. Drüsenschwellungen mit Hitze und Entzündung. Besitzt eine kräftige Wirkung auf Faser- und Knochengewebe, Faszien und Muskelscheiden, wirkt auf Narbengewebe.
Ziehender Schmerz in Narben, anhaltende Schmerzen in der Lendenregion und Nierenregion. Die Schmerzen ziehen den Rücken rauf und runter ins Kreuzbein.

Indikationen

- Brustkrebs: der Schmerz strahlt von der Brustwarze über den ganzen Körper aus
- Brustwarze: schmerzhafte Risse
- Geschwür/Ulcus
- Ischiasschmerz
- Mastitis: empfindliche, entzündete, schmerzhafte Brustwarze
- Operation/chirurgischer Eingriff

Allgemeines

Verschlimmerung: Bewegung, feuchte Kälte, rechte Seite
Verbesserung: Wärme, Ruhe

Schmerzcharakteristika bei der Arzneimittelprüfung

- *Drückende Schmerzen, schießend, wund*
- *Wundheit und Steifheit*
- *Wundschmerzhaftigkeit am ganzen Körper, vom Kopf bis zu den Füßen, vor allem der Muskeln*
- *Der ganze Körper schmerzt und fühlt sich wie zerschlagen an.*
- *Ziehende, krampfende Muskelschmerzen*
- *Knochenschmerzen nachts*
- *Fliehen von einem Teil und gehen wie ein Stromschlag zum anderen Teil.*

- *Schmerzen strahlen von einem Zentrum aus, bewegen sich umher.*
- *Schmerzen und Taubheit, gefolgt von Jucken und Brennen*
- *Schmerzen erscheinen mit voller Kraft und bleiben so intensiv, bis sie aufhören, gefolgt von Schläfrigkeit, Stupor oder Schlaf.*
- *Schmerzen immer schlimmer nachts, abends von Dunkelheit an bis Tageslichtbeginn*
- *Nächtliche Schmerzen in Knochen und Knoten*

Plantago lanceolata-Blatter (Spitzwegerich), Plantaginaceae

Die zerquetschten Blätter werden auf die Wunde gelegt. Sie stillen die Blutung unglaublich schnell und nehmen den Schmerz dementsprechend rasch.

Plantago major (Breitwegerich), Plantaginaceae

Dieses Mittel genießt einen beachtlichen klinischen Ruf bei der Behandlung von Ohrenschmerzen, Zahnweh und Enuresis. Heftige Schmerzen in den Augen als Reflexsymptom auf kariöse Zähne oder Mittelohrentzündung. Der Augapfel ist dabei sehr berührungsempfindlich. Der Schmerz bewegt sich zwischen den Zähnen und Ohren hin und her.

Indikationen

- Enuresis nocturna
- Erfrierungen
- Frostbeulen
- Ohrenschmerzen: der Schmerz geht von einem Ohr zum anderen durch den Kopf hindurch, neuralgischer Ohrenschmerz.
- Zahnschmerzen: mit Ohrenschmerzen

Allgemeines
Verschlimmerung: Kälte, Hitze, nachts
Verbesserung: Essen

Schmerzcharakteristika bei der Arzneimittelprüfung

- *Schmerzen reißend, bohrend, wie zerschlagen*
- *Erscheinen plötzlich und neigen zum Wandern*
- *Unerträgliche Schmerzen*

Platinum metallicum (Platin)

In erster Linie ein Frauenmittel. Hat eine starke Neigung zu Lähmungen und Anästhesie. Es zeigt sich stellenweise auftretende Taubheit und Kälte, hysterische Spasmen. Die Schmerzen nehmen langsam zu und ab.
Gesichtsschmerz, mit Taubheit in den Wangenknochen und im Processus mastoideus, als wären die Teile in einer Schraubzwinge.
Schmerz an der Nasenwurzel, wie in einem Schraubstock eingeklemmt.
Kälte, Kribbeln und Taubheit in der ganzen rechten Gesichtshälfte.
Die Schmerzen nehmen langsam zu und wieder ab.

Indikation
- Darmverschluss

Allgemeines
Verschlimmerung: Ruhe, Hinlegen, Sitzen, Stehen, abends, nachts
Verbesserung: feuchtes Wetter, Hitze

Schmerzcharakteristika bei der Arzneimittelprüfung
- *Brennende Schmerzen in den Gliedern, Ziehen an verschiedenen Stellen, bald in der Brustseite, bald im Hinterkopf, bald im Leib, bald in den Schultern....*
- *Einwärts pressende, (stumpf) stoßende, zusammenschnürende, oder klemmend drückende Schmerzen, wie von einem Pflock*
- *Schmerzen wie gezwickt*
- *Krampfartige Schmerzen, verursachen Taubheit und Kribbeln in den betroffenen Körperteilen.*
- *Spannen in den Gliedern, wie zu fest umwickelt*
- *Stiche durch den ganzen Körper*
- *Wehenartige Schmerzen*
- *Klammartiges Zucken oder Ziehen in den Gliedern und Gelenken*
- *Krampfartiges Zucken in den Gliedern, wie pochende Rucke*

- *Die vom Klammschmerz ergriffenen Stellen schmerzen beim Drücken, wie gestoßen.*
- *Wie in einen Schraubstock eingequetscht*
- *Wie nach Stoß, Schlag oder Quetschung, vor allem nach Drücken auf die leidende Stelle*
- *Schwach beginnende, allmählich, oft in taktmäßigen Absätzen, steigende und ebenso wieder abnehmende Schmerzen*
- *SCHMERZBEGINN UND -ENDE ALLMÄHLICH*
- *Schmerzen gehen von rechts nach links.*

Plumbum metallicum (Blei)

Die Bleilähmung betrifft hauptsächlich die Streckmuskeln, den Unterarm oder Arm, sie breitet sich vom Zentrum zur Peripherie hin aus, mit stellenweiser Anästhesie oder übermäßiger Hyperästhesie, ihr geht Schmerz voraus. Lokalisierte neuralgische Schmerzen, Neuritis.
Die Blutbildung ist gestört, rascher Abfall der Erythrozytenzahl, daher kommt es zu Blässe, Ikterus und Anämie. Zusammenschnürungsgefühl in inneren Organen.

Indikationen

- Arteriosklerose
- Hypertonie
- Muskelschwund: progressiver Muskelschwund
- Neuritis

Allgemeines

Verschlimmerung: nachts, Bewegung, leichteste Berührung
Verbesserung: Reiben, fester Druck, Massage, körperliche Anstrengung

Schmerzcharakteristika bei der Arzneimittelprüfung

- *Blitzartige Schmerzen, wie von elektrischen Schlägen*
- *Brennende Schmerzen in Geschwüren*
- *Brennende, schießende Schmerzen, als ob ein Knochen entfernt werde, als ob ein Knochen geschabt werde*
- *Wandernde, ausstrahlende Schmerzen*
- *Zusammenschnürende Schmerzen und Krämpfe in inneren Organen*
- *Zwickender Schmerz mit dem Gefühl, als würde etwas zerreißen*
- *Gelenkschmerzen und neuralgische Schmerzen im Rumpf und den Gliedmaßen*
- *Nächtliche Knochenschmerzen*
- *Schmerzverlauf nach innen*

Prunus spinosa (Schlehdorn, Schlehe), Rosaceae

Dieses Mittel wirkt ganz besonders auf die Harnwege und den Kopf. Es ist sehr wertvoll bei bestimmten Neuralgien, Anasarka und besonders bei Ödem der Füße. Gefühl, als wären Sprunggelenk und Fuß verstaucht.

Indikation

- Ziliarneuralgie: Schmerz im rechten Augapfel, als ob er platzen würde. Zerberstender Schmerz im rechten Augapfel, schießt blitzartig durch das Gehirn zum Hinterkopf. Plötzlicher Schmerz im linken Auge, als ob es zerreißen würde.

Allgemeines

Verschlimmerung: Bewegung, Erschütterung, Berührung, Druck, nachts

Verbesserung: Ruhe

Schmerzcharakteristika bei der Arzneimittelprüfung

- *Drückende Schmerzen, HERAUSDRÜCKEND, herausstechend*
- *Stechen von innen nach außen, von vorne nach hinten*
- *Stiche in einzelnen Muskeln*
- *Verstauchungsschmerz*
- *Schmerzen nehmen den Atem.*

Empfindung

Einwärts/auswärts Druck, der plötzlich ist, gequetscht, pressend, heraus gedrückt, heraus schießen, erstickt, Kurzatmigkeit, Beengung

Pulsatilla pratensis (Kuhschelle, Küchenschelle) Ranunculaceae

Der Wetterhahn unter den Arzneimitteln.
Ständig wechselnde Symptome. Die Patientin (oft ein Frauenmittel) ist wechselhaft, widersprüchlich, durstlos, mürrisch, frostig und sucht das Freie. Die Absonderungen sind dick, mild und gelblich-grün.

Indikationen

- Blasenentzündung/Zystitis
- Dehydration nach Flüssigkeitsverlust
- Frostbeulen: die Haut hat eine dunkle, braunrote, bläuliche Farbe.
- Geschwür/Ulcus
- Hautjucken/Pruritus
- Hoden: Verletzung
- Kopfschmerzen durch zu viel Fettverzehr
- Lebensmittelvergiftung durch Fett, Sahne, Obst
- Masernartige Hautausschläge
- Medikamente, Reaktionen; Dosierung: C 30
- Ödeme/Wassersucht
- Ohrenschmerzen
- Prellung/Quetschung
- Sonnenbrand
- Traumatische Orchitis nach Prellung oder Quetschung
- Verrenkung oder Verstauchung (DD: Rhus-t.)

Allgemeines

Verschlimmerung: Hitze, schweres, fettes Essen, nach dem Essen, warmes Zimmer, Liegen auf der linken oder schmerzlosen Seite, wenn die Füße hängen gelassen warden.
Verbesserung: im Freien, frische Luft, kalte Anwendungen, kalte Speisen und Getränke obwohl durstlos

Schmerzcharakteristika bei der Arzneimittelprüfung

- *Ausdehnende (wandernde) Schmerzen*
- *REISSENDE Schmerzen, einzelnes, reißendes Zucken, ziehend zuckend (meist ein kurz dauerndes, ziehendes Spannen, welches sich jedes mal in ein, dem Reißen ähnliches Zucken auflöst – etwa, als wenn ein Nerv schmerzhaft ausgedehnt und angespannt, und dann durch einen jähen, schmerzhaften Ruck wieder fahren gelassen würde)*
- *Stechen und Kältegefühl in den leidenden Teilen bei Wetterwechsel*
- *Schnell WANDERNDE SCHMERZEN*
- *Zerschlagenheitsschmerz oder Schmerz wie subkutan geschwürig, beim Befühlen der Teile*
- *Ziehende Schmerzen in den Gliedern und dem ganzen Körper, mit ängstlichem Zittern*
- *Schmerzen von ständigem Frösteln begleitet*
- *Schmerzen verursachen Herumhängen, ist entkräftet*
- *Wird verrückt vor Schmerzen*
- *Schmerzanfälle und andere Beschwerden mit Frost, mit Engbrüstigkeit, mit Gesichtsblässe, mit Zittern der Beine*
- *Je ärger die Schmerzen, desto stärker ist der Frost*
- *Schmerzen wechseln ständig den Ort, fliegen von einer Stelle zur anderen; manchmal von großer Heftigkeit und werden dann plötzlich sehr mild und umgekehrt.*
- *Halbseitige Schmerzen und Beschwerden*
- *Beim Wechsel der Lage jedoch verstärkter Ausbruch der Schmerzen von Teilen, auf denen man eben noch lag*
- *Schmerzbeginn und – ende allmählich*
- *Schmerzbeginn allmählich und Schmerzende plötzlich*
- *Schmerzbeginn plötzlich*
- *Schmerzverlauf abwärts*

Empfindung

Überempfindlich, elektrische Schläge, scharfer, stichartiger, stechender Schmerz wie Dolchstöße

Pyrogenium (Pyrexin, Sepsin)

Pyrogenium ist das große Mittel für septische Zustände mit starker Ruhelosigkeit. Alle Absonderungen stinken fürchterlich. Großer Schmerz und heftiges Brennen in den Abszessen. Chronische Beschwerden, die bei septischen Zuständen bestehen. Infektionen mit anaeroben Keimen, z.B. Clostridien.
Magen und Abdomen ist oft beteiligt.
Hohes Fieber und niedriger Puls, auch umgekehrt: wenig Fieber und hoher Puls.

Indikationen
- Blutvergiftung/Sepsis
- Dekubitus: Dosierung: 1 x C 200 als Antiseptikum
- Fieber hoch und niedriger Puls, auch umgekehrt: wenig Fieber und hoher Puls
- Fieber nach Operationen
- Fieber von fortgeschrittenen Krebspatienten
- Nahrungsmittelvergiftung
- Septikämie nach Fehlgeburt
- Septisches Fieber C 200: Tropfen in die Ellenbeuge oder hinter das Ohr (DD: Baptisia: infektiöses Fieber)
- Wochenbettfieber
- Zahnschmerzen durch Vereiterung

Dosierung
Am besten mit Echinacea Urtinktur und Schüsslersalz Ferrum phosphoricum D 6

Allgemeines
Verschlimmerung: Unterkühlung, Sitzen
Verbesserung: Bewegung

Schmerzcharakteristika bei der Arzneimittelprüfung

- *Drückende Schmerzen in den Knochen, am ganzen Körper, wie durch heftige Erkältung, mit Wundschmerzhaftigkeit der Muskeln, Kopf fühlt sich hart an.*
- *Schmerzen besser durch Bewegung*
- *Starke Schmerzen, sobald ein Abszess sich schließt*
- *Heftiges Brennen in einem Abszess*
- *Knochenschmerzen*
- *WUNDSCHMERZEN, besser durch Bewegung*

Radium bromatum (Radiumbromid)

Radium bromatum hat sich bei der Behandlung von Gicht, Rheumatismus, Hautleiden im Allgemeinen, Geschwüren und Krebs als wirksam erwiesen. Am ganzen Körper schlimme, anhaltende Schmerzen mit Ruhelosigkeit.
Geschwüre aufgrund von Verbrennungen durch Radium brauchen lange Zeit, um abzuheilen.

Indikationen

- Blitzschlag
- Chemotherapie
- Geschwüre/Ulcus
- Radiumtherapie

Allgemeines

Verschlimmerung: Aufstehen
Verbesserung: Umhergehen, im Freien, heißes Bad, Hinlegen, Druck

Ranunculus bulbosus (Knollenhahnenfuß), Ranunculaceae

Wirkt besonders auf die Muskelgewebe und die Haut.
Krampfartiger Schluckauf, chronische Ischialgie.
Schmerzen in Stirn und Augäpfeln, krabbelndes Gefühl wie von einem Käfer auf der Kopfhaut. Herausdrückender Schmerz in der Stirn.
Schmerz über dem rechten Auge.

Indikationen

- Herpes auf der Cornea mit heftigem Schmerz
- Herpes zoster
- Herpetische Ausschläge
- Ischiasschmerz

Allgemeines

Verschlimmerung: im Freien, Bewegung, Berührung, atmosphärische Veränderungen, kalte Luft

Schmerzcharakteristika bei der Arzneimittelprüfung

- *Beißende oder scharfe Schmerzen*
- *Schmerzen, als würde das Körperteil bersten, als würde es gedrückt oder auseinandergedrückt.*
- *Rheumatische, gichtige, reißende, stechende Schmerzen*
- *Zerschlagenheitsschmerzen*
- *Schmerzen durch kalten Luftzug verursacht*
- *ÄUSSERLICH, INNERLICH STECHENDE SCHMERZEN*

Empfindung

Überempfindlich, elektrische Schläge, scharfer, stichartiger, stechender Schmerz wie Dolchstöße

Ranunculus sceleratus (Gifthahnenfuß), Ranunculaceae

Bohrender nagender Schmerz ist sehr stark ausgeprägt.
Schmerz über der Lebergegend, mit dem Gefühl, als ob Durchfall einsetzen würde.
Schmerzhaftes Brennen hinter dem Schwertknorpel.
Bläschenartiger Hautausschlag, mit der Neigung, große Blasen zu bilden. Scharfe Exsudation, die die Umgebung wund macht.

Indikationen

- Brust: schmerzhaftes Brennen hinter dem Schwertknorpel
- Leber: Schmerz über der Lebergegend, mit dem Gefühl, als ob Durchfall einsetzen würde.

Allgemeines

Verschlechterung: im Freien, Nässe, Bewegung, Berührung, Herabhängenlassen eines Gliedes

Schmerzcharakteristika bei der Arzneimittelprüfung

- *Ziehende und drückende Schmerzen*
- *Bohrendes Gefühl*
- *Nagende Schmerzen in inneren und äußeren Teilen, auch Kribbeln*

Empfindung

Überempfindlich, elektrische Schläge, scharfer, stichartiger, stechender Schmerz wie Dolchstöße

Raphanus sativus (Gartenrettich), Cruciferae

Verursacht Schmerz und Stiche in Leber und Milz.

Indikationen

- Blähungen, festsitzend und eingeklemmt, nach Operation
- Darmverschluss
- Operation/chirurgischer Eingriff

Schmerzcharakteristika bei der Arzneimittelprüfung

- *Schmerzen lähmungsartig, zum Abend zunehmend*
- *Ständig ziehende und stechende Schmerzen im Körper, im Kopf und in den Gliedern, verursachen sehr starkes Leiden.*
- *Schmerzen in den Knochen bei Berührung*

Empfindung

Blockierung, Hindernis, Versperrung, gestoppt, blockiert, stecken geblieben: psychisch wie physisch

Rauwolfia serpentina
(indische Heilpflanze aus dem Himalaya)

Neurasthenie, Ermüdung, Erschöpfung. Kurzatmigkeit und Atemnot bei Anstrengung.
Herzklopfen, Herzstechen, unregelmäßiger Herzschlag mit Engegefühl und ziehenden Schmerzen in der Herzgegend.
Herzstolpern und –klopfen nach dem Niederlegen.

Indikationen

- Herzschmerzen krampfartig, besser durch Abgang einer großen Menge auffallend hellen Urins
- Herzstolpern: Erwachen nach Einschlafen mit Herzstolpern, hellwach
- Hypertonie
- Kopfschmerzen, Dosierung D 1 oder Urtinktur (auch Bluthochdruck)

Allgemeines

Verschlimmerung: in Ruhe
Verbesserung: Stehen und Gehen, fortgesetzte Bewegung

Rhododendron chrysanthum (Gichtrose), Ericaceae

Rheumatische und gichtische Symptome sind deutlich ausgeprägt. Rheumatismus in der warmen Jahreszeit. Rheumatisches Reißen in allen Gliedern. Kann nicht schlafen, wenn die Beine nicht überkreuzt sind.
Leitsymptom dieses Mittels sind ganz besonders die Schmerzen vor einem Gewitter.

Indikationen

- Hodenschwellung, Hodenquetschung
- Neuralgien
- Ziliarneuralgie

Allgemeines

Verschlimmerung: vor einem Gewitter
Verbesserung: nach Ausbruch eines Gewitters, Wärme, Essen

Schmerzcharakteristika bei der Arzneimittelprüfung

- *Schmerzen, morgens im Bett wühlender, ziehender, den Schlaf störender Schmerz in Rücken, Schultern und Armen, mit Zerschlagenheitsschmerz des ganzen Körpers*
- *Schmerzen in Knochen und Knochenhaut*
- *Schmerzen an kleinen Stellen*
- *Flüchtige, den Ort wechselnde Schmerzen*
- *Schmerzen gehen von innen nach außen.*

Empfindung

Muss sich von einem Ort zum anderen bewegen. Erstreckung, Ausdehnung, Wechsel, Ortswechsel, Umherwandern

Rhus toxicodendron (Giftsumach), Anacardiaceae

Die Wirkungen auf die Haut, rheumatische Schmerzen, Schleimhautaffektionen und typhusartige Fieberformen zeigen dieses Mittel häufig an. Rhus toxicodendron wirkt besonders auf Gelenke, Sehnen, Sehnenscheiden, wo es Schmerz und Steifheit verursacht.
Der Schmerzcharakter ist auseinanderreißend. Die Schmerzen entwickeln extreme Ruhelosigkeit im Körper, die schlimmer zu Beginn der Bewegung und besser bei fortgesetzter Bewegung sind.
Ein Mittel bei Überheben, Rückenbeschwerden und Rheuma mit Steifigkeit überall im Körper und der Gelenke.
Folgen von Nässe und Kälte mit Frieren.

Indikationen

- Angina pectoris
- Auge: Vorbeugen bei bulbusöffnenden Operationen gegen Komplikationen
- Augen, Verletzung
- Darmverschluss
- Epicondylitis: Reißen und Ziehen im Ellenbogen mit großer Spannung
- Grippe mit Fieber, Erschöpfung und großer Unruhe
- Halsschmerzen/Pharyngitis
- Herpes zoster an den Extremitäten
- Ischiasschmerz
- Komplementärmittel: Calc-c., um den Fall auszuheilen
- „Muskelkater"
- Nackenverletzung
- Operation/chirurgischer Eingriff
- Operation: wenn die Blasenmuskulatur durch Überdehnung gezerrt wurde
- Operationen an Gelenken oder Bändern
- Sehnenschmerzen
- Sehnenverletzung, Verrenkung, Verstauchung
- Tennisellenbogen/Epicondylitis

- Überheben, Verheben
- Verrenkung
- Verstauchung
- Wirbelsäule, Verletzung
- Zerrung, Überanstrengung

Allgemeines
Verschlimmerung: am Anfang der Bewegung, kalt baden
Verbesserung: durch Bewegung, Wärme

Schmerzcharakteristika bei der Arzneimittelprüfung
- *Reißende Schmerzen mit Zerschlagenheitsgefühl, oft von Taubheit und lähmender Schwäche der Glieder begleitet*
- *Schmerzen wie verrenkt und leichtes Verrenken*
- *Schmerzen von Verheben und von Verrenkung*
- *WUNDSCHMERZ WIE GEQUETSCHT und ZERSCHLAGEN*
- *Zerschlagenheitsschmerzen oder Gefühl, als wäre das Fleisch von den Knochen losgeschlagen, in einzelnen Teilen*
- *Drückendes Ziehen in der Beinhaut, als würde auf dem Knochen hin und her geschabt*
- *Zuckende Schmerzen in äußeren Teilen, zuckende und reißende Schmerzen*

Empfindung
Gepackt, gefangen, steif, starr, gespannt, angespannt, Spannung, steckt fest, Krämpfe, Drücken

Rhus venenata (Giftsumach), Anacardiaceae

Die Hautsymptome sind von großer Heftigkeit.

Indikationen

- Hautjucken/Pruritus
- Hautjucken von Bläschen und Erysipel

Allgemeines

Verschlimmerung: vor Gewitter, Ruhe, Berührung, Druck
Verbesserung: heißes Wasser

Schmerzcharakteristika bei der Arzneimittelprüfung

- *Schmerzen kommen und gehen plötzlich*
- *Schmerzen wandern umher, nach oben und unten, entlang dem Periost.*

Empfindung

Gepackt, gefangen, steif, starr, gespannt, angespannt, Spannung, steckt fest, Krämpfe, Drücken

Rumex (Krauser Ampfer), Polygonaceae

Dieses Mittel wird durch zahlreiche und unterschiedliche Schmerzen charakterisiert, die weder fest an einer Stelle noch beständig sind. Trockener, kitzelnder Husten mit reichlicher Schleimabsonderung. Wunder Schmerz unter dem Schlüsselbein.

Indikation

- Husten

Allgemeines

Verschlimmerung: durch kalte Luft, im Freien, Abdecken, Reden, Lachen

Schmerzcharakteristika bei der Arzneimittelprüfung

- *Schmerzen sind nirgendwo fixiert oder gleichbleibend.*
- *Pochen durch den ganzen Körper*

Ruta graveolens (Gartenraute), Rutaceae

Wirkt auf Periost und Knorpel, Augen und Uterus. Beschwerden durch Überanstrengung, insbesondere der Beugesehnen.
Neigung zu Bildung von Ablagerungen in Periost, Sehnen und um die Gelenke, besonders am Handgelenk.
Schmerzhafte Sehnen, anhaltender Schmerz in der Achillessehne.
Die Oberschenkel schmerzen beim Strecken der Gliedmaßen, als wären sie in der Mitte durchgeschlagen.
Die Schmerzen sind wie zerschlagen, wund und mit Ruhelosigkeit.

Indikationen

- Auge: „Blaues Auge"
- Epicondylitis: krampfhaftes Drücken und Reißen, Schmerzen, als ob der Knochen geprellt ist, jede Bewegung schmerzt
- Erfrierung: wenn besonders brennende Knochenschmerzen nach-bleiben bei Erfrierung
- Grippaler Infekt
- Nackenschmerzen
- Prellung, Verstauchung, Verrenkung
- Sehnenschmerzen
- Tennisellenbogen/Epicondylitis
- Quetschung der Knochenhaut
- Verletzungen der Wirbelsäule
- Verrenkung
- Verstauchung

Allgemeines

Verschlimmerung: Bewegung, kaltes, nasses nebliges Wetter
Verbesserung: kratzen, reiben

Schmerzcharakteristika bei der Arzneimittelprüfung

- *Brennende und fressende Schmerzen im Periost der Knochen*
- *Nagen in inneren Organen*

- *Schmerzen wie nach Stoß, Sturz und Quetschung in den Gliedern, Gelenken und Knochen, vor allem bei Berührung*
- *WUNDSCHMERZ, WIE ZERSCHLAGEN, IN DEN KNOCHEN, in Gelenken*
- *Im Sitzen, nach kleinen Fußgängen große Zerschlagenheit aller Glieder, mit Schmerzhaftigkeit des Kreuzes und der Lenden*
- *Schmerzen IN DEN TEILEN, AUF DENEN MAN LIEGT, wie zerschlagen, selbst im Bett*
- *Schmerzen in den langen Knochen, wie zerbrochen*
- *Schmerzen in der Ruhe, mit dem Bedürfnis, die Lage zu wechseln*
- *Schlimmer nachts, bei feucht-kaltem Wetter, im Liegen, bei Kälte*

Empfindung

Gequetscht und dann zerbrochen/zermalmt, komprimiert, zusammenziehen und quetschen, verdrehen und brechen, ersticken, erdrosseln und dann zermalmt

Sabadilla officinalis (Läusekraut), Liliaceae

Wirkt auf die Schleimhäute der Nase und auf die Tränendrüsen, indem es Schnupfen und Symptome wie von Heuschnupfen hervorbringt. Frostigkeit und kälteempfindlich.

Indikationen

- Bandwürmer, Oxyuren
- Heuschnupfen

Allgemeines

Verlangt nur Wärme, besonders an schmerzhaften Stellen
Verschlechterung: im Freien, Ruhe, Neumond, Vollmond
Verbesserung: feuchtes Wetter, fortgesetzte Bewegung,

Schmerzcharakteristika bei der Arzneimittelprüfung

- *Sehr empfindlicher Schmerz in allen Knochen, vor allem in den Gelenken, als würde man mit einem scharfen Messer ganz inwendig im Knochen herumschaben und schneiden, besonders im rechten Arm.*
- *Es bohrt ununterbrochen den ganzen Tag, bald stärker, bald schwächer, durch Fühlen wird es schlimmer.*
- *Besser hingegen, doch nur auf kurze Zeit, durch sehr geschwindes Bewegen des Armes*
- *Besser auf längere Zeit in der Wärme und in der Nacht*
- *An mehreren Stellen des Körpers puckende, stumpfe Stiche, fast drückend*
- *Kneifende Schmerzen, die mehrmals aussetzen, nach vier bis sieben Pulsschlägen wiederkehren und so eine Weile dauern, einmal hier, einmal da; selten an derselben Stelle wieder, z.B. an der Backe, der Zungenspitze, dem Oberbauch, der Leistengegend, dem Penis, dem Unterarm, dem Mittelhandknochen des kleinen Fingers.*
- *An verschiedenen Stellen des Körpers, bald hier, bald da, empfindlicher, doch vorübergehender Zerschlagenheitsschmerz*

Empfindung
Ausgestoßen, herausgezwängt, herausgedrückt, beklemmt, genötigt, gezwungen, zusammengezogen

Sabina (Sadebaum), Cupressaceae

Wirkt besonders auf den Uterus, auch auf seröse und fibröse Häute, daher seine Anwendung bei Gicht.
Schmerzen im Sakrum, die um das Becken zum Schambein wandern und Stiche in der Vagina von unten nach oben.
Schmerz zwischen Kreuz- und Schambein, von einem Knochen zum anderen.
Lähmige Kreuzschmerzen.
Hämorrhagien, bei denen das Blut teils flüssig, teils geronnen ist.

Indikationen
- Blutungen
- Uterusblutungen
- Uterusmyome

Dosierung
C 30

Allgemeines
Verschlimmerung: die geringste Bewegung, Hitze, warme Luft
Verbesserung: kühle frische Luft

Schmerzcharakteristika bei der Arzneimittelprüfung
- *Schmerzen, brennende Empfindung in der leidenden Stelle, da wo man sie anfasst.*
- *Heftige, ziehende, brennende Schmerzen im ganzen Körper, beim Klopfen im Kreuzbein*
- *Wehenartige Schmerzen*
- *Schmerzen beginnen plötzlich, anfallsartig, und lassen langsam nach.*
- *Schmerzverlauf nach vorn, nach innen*

Empfindung
Zerbrechlich, zerbrochen, brüchig, spröde, abgeschnitten, fragmentiert, verbunden, unverbunden, leer, voll

Sambucus nigra (Schwarzer Holunder), Caprifoliaceae

Wirkt besonders auf die Atmungsorgane. Chronischer Schnupfen bei Kleinkindern. Das Kind erwacht plötzlich, fast erstickend, setzt sich auf, wird blau, kann nicht ausatmen.
Dunkelrote, weiche Schwellung nach Gelenkverstauchung, in der nach Fingerdruck eine Delle zurückbleibt. Spannungsgefühl.

Indikationen

- Darmverschluss
- Verstauchung mit Schwellung

Allgemeines

Verschlimmerung: Schlaf, in Ruhe
Verbesserung: Aufsetzen im Bett, Bewegung

Schmerzcharakteristikum bei der Arzneimittelprüfung

- *Im Sitzen überfällt ihn plötzlich ein schmerzhaftes Ziehen an allen Punkten der ganzen Oberfläche des Körpers.*

Sanguinaria canadensis (Kanadisches Blutwurzel)
Papaveraceae

Ein rechtsseitiges Mittel.
Brennende Empfindungen, wie von heißem Wasser. Rechtsseitige Migräne beginnt am Hinterkopf, breitet sich nach oben aus und setzt sich über den Augen, besonders über dem rechten, fest.
Bei wühlendem, klopfendem Schmerz mit Übelkeit, Frost und Erbrechen, morgens beginnend.

Indikation
- Kopfschmerzen

Allgemeines
Verschlimmerung: rechte Seite, Bewegung, Berührung
Verbesserung: Hinlegen, Schlaf

Schmerzcharakteristika bei der Arzneimittelprüfung
- *Schmerzen brennend*
- *Schmerzen, als würde man ein Seil so straff wie möglich auf einer Winde festziehen.*
- *Schmerzverlauf aufwärts, nach vorn*
- *Schmerzbeginn und -ende allmählich*
- *Schmerzen beginnen tagsüber und werden nachts schlimmer.*

Empfindung
Intensiver Schmerz jeglicher Art mit großer Intensität, Folter; Qual, intensives heftiges Leiden, Gewalt, Schreck und Schock, höllenähnlicher Zustand

Sarsaparilla officinalis (Stechwinde), Liliaceae

Harnwegssymptome sind deutlich ausgeprägt:
Brennen beim Urinieren und häufiger Harndrang.
Harngries: der Urin enthält Sediment, oft von roter Farbe.
Steine in Nieren oder Blase mit Brennen.

Indikation

- Blasenentzündung/Zystitis mit Schmerzen am Ende der Harnentleerung

Allgemeines

Verschlimmerung: Feuchtigkeit, nachts, nach dem Urinieren, vor den Menses
Verbesserung: äußere Hitze

Schmerzcharakteristika bei der Arzneimittelprüfung

- *Langwierige Gichtschmerzen mit verminderter Harnabsonderung nach Verkältung im Wasser oder nach stockendem Tripperausfluss*
- *Schmerzen drückend, reißend und stechend*
- *Reißen in allen Gelenken des Körpers, bald hier, bald da, mehrere Tage, doch nur kurz*
- *Blitzschnelle Ziehschmerzen hier und da am Körper und am Kopf*
- *Knochenschmerzen, schlimmer nachts*
- *Periostschmerzen, durch venerische Krankheiten*
- *Schmerzen verursachen Niedergeschlagenheit.*

Empfindung

Ausgestoßen, herausgezwängt, herausgedrückt, beklemmt, genötigt, gezwungen, zusammengezogen

Secale cornutum (Mutterkorn), Clavicipetaceae

Secale verursacht die Kontraktion der glatten Muskelfasern, daher ein Gefühl von Zusammenziehung überall im ganzen Körper. Dies ruft einen anämischen Zustand, Kälte, Taubheit, Petechien, Nekrose und Gangrän hervor. Die Auswirkungen beim Patienten sind sickernde Blutung, fast schwärzlich bei schwachen, mageren Frauen.
Der Patient will die Körperteile unbedeckt haben, der ganze Körper wird von einem Gefühl großer Hitze durchdrungen.
Brennende Schmerzen!

Indikationen

- Dekubitus: grünlich eitrig
- Erfrierung, wenn Wärme verschlimmert
- Gangrän
- Ulcus cruris

Allgemeines

Verschlimmerung: Abneigung Hitze
Verbesserung: Kälte, obwohl sich die Haut eiskalt anfühlt, kalte Anwendungen

Empfindung

Eindringend, fressend, nagend, erodierend, hineinfressend, hineingrabend, durchbohrend, abschälend, schürfend, scheuernd, nagend, korrosiv, zersetzend, geschwürig, penetrierend, durchdringend, ausgebreitet, ausgedehnt, expandierend

Senega (Klapperschlangenwurzel), Polygalaceae

Ganz charakteristisch sind Augensymptome paralytischer Art.
Gefühl, als wären die Augäpfel zu groß für ihre Höhlen. Trübungen des Glaskörpers.
Dient zur Absorption von Linsenfragmenten nach Kataraktoperationen oder Verletzungen der Linse.

Indikationen

- Auge: Fremdkörper im Auge
- Auge: Verletzung der Linse
- Blepharitis
- Doppeltsehen

Allgemeines

Verschlimmerung: Gehen im Freien, Ruhe
Verbesserung: Schwitzen, Zurückbeugen des Kopfes

Sepia succus (getrockneter Inhalt des Tintenbeutels) Cephalopodae

Wirkt besonders auf das Pfortadersystem, bei venöser Kongestion. Stase und dadurch Senkung der Eingeweide. Gefühl von Abwärtsdrängen besonders bei Frauen. Schmerzen strahlen den Rücken hinunter mit leichtem Frösteln. Die Schmerzen ziehen von unten nach oben. Eines der wichtigsten Uterusmittel.

Indikationen

- Blasenentzündung/Zystitis
- Gebärmutter, pressender Schmerz, als sollte alles herausfallen
- Kreuzschwäche: Schmerzen strahlen in den Rücken aus.
- Rektum schmerzhaft: Gefühl einer Kugel im Rektum, starker Tenesmus und nach oben schießende Schmerzen

Allgemeines

Verschlimmerung: Vormittag und Abend, Waschen, Feuchtigkeit, linke Seite, vor Gewitter, kalte Luft

Verbesserung: äußere Wärme, heiße Anwendungen, körperliche Anstrengung

Schmerzcharakteristika bei der Arzneimittelprüfung

- *Brennschmerzen an vielen Teilen des Körpers*
- *Krampfartige oder ziehende Schmerzen in inneren oder äußeren Körperteilen*
- *Schmerz, als würde das Teil platzen, als würde es gedrückt oder auseinander gepresst.*
- *Stechende Schmerzen in den Gliedern und anderen Körperteilen*
- *Verrenkungsschmerz, vor allem bei Anstrengung der leidenden Teile, wie auch nachts, in der Bettwärme*
- *Brennend zusammenschnürender Schmerz um Schultern, Brust und Hals, abends*
- *Schmerzanfälle mit Schaudern, von Frösteln begleitet mit folgender Taubheit des betroffenen Teils*

- *Alle Teile des Körpers, auf denen sie liegt, tun ihr weh.*
- *Schmerzen an kleinen Stellen*
- *Schmerzen strahlen zur Wirbelsäule aus, AUFWÄRTS (von tief unten) nach außen*
- *Verlauf kreuzweise, rückwärts*
- *Schmerzen meist in Ruhe; aber nicht immer besser durch Bewegung*
- *Allgemeine schmerzhafte Empfindlichkeit des ganzen Körpers*

Empfindung

Zusammenziehen, schließen, beengt, begrenzt, erstickt, gespalten, zerbrochen, zerdrückt, hineinziehen, öffnen und schließen, verschlossen

Serum anguillae (Blutserum des Flussaals)

Das „Digitalis der Nieren“.
Aalserum wirkt toxisch auf das Blut, es zerstört die Erythrozyten und entfaltet seine arzneiliche Wirkung vor allem an den Nieren, sekundär am Herzen, an der Leber und am Lymphsystem.
Akute Nephritis nach Unterkühlung mit drohender Urämie, Nierenerkrankungen durch Erkältung, Infektion oder Vergiftung.
Parenchymatöse Nephritis, akut, subakut oder chronisch, mit Oligurie, Anurie, Albuminurie.
Das Mittel dient zur Wiederherstellung der Diurese.
Nierenmittel für akutes und chronisches Nierenversagen, dazu Hypertonie, renaler Hochdruck.
Generalisiertes Anasarka, Urin ist spärlich und dunkel.
Albuminurie, Hämaturie, renale und kardiale Urämie mit Kollapsneigung (Hydr-ac., Lach., Phos...)
Heimweh (nach Sargasso-See)

Indikationen

- Hypertonie durch Nierenstörungen (DD: Lyc., Plb., Plb-i…).
- Nierenmittel für akutes und chronisches Nierenversagen
- Nierenversagen

Dosierung

Bei Nierenversagen: 2-3 x am Tag C 30

Allgemeines

Verschlimmerung: Bewegung, Sprechen. Liegen auf der linken Seite
Verbesserung: Ruhe, Rückenlage

Silicea terra (Kieselsäure)

Knochenerkrankungen, Karies und Nekrose.
Silicea kann den Organismus zur Rückresorption von fibrösem Gewebe und Narbengewebe stimulieren. Es kann dabei zur Absorption des Narbengewebes führen und damit die eingeschlossene Krankheit zu erneuter Wirksamkeit befreien.
Organveränderungen: es wirkt tief und langsam. Keloidbildung, Rachitis, offene Fontanellen und Suturen.
Impfschäden, Eiterungen, Fisteln. Bringt Abszesse zum Reifen, da es die Eiterung fördert.

<u>Indikationen</u>

- Abszesse
- Darmverschluss
- Dekubitus
- Entzündungen und Eiterungen
- Frostbeulen
- Geschwür/Ulcus
- Halsschmerzen/Pharyngitis, Mandelentzündung
- Hautjucken/Pruritus
- Keloidbildung
- Knochenbrüche wiederholt
- Ohrenschmerzen
- Zahnextraktion
- Zahnfleischschwellung nach Zahnextraktion

<u>Allgemeines</u>

Verschlimmerung: Feuchtigkeit, Kälte, Liegen auf der linken Seite, Bewegung
Verbesserung: Wärme, Einwickeln des Kopfes

Schmerzcharakteristika bei der Arzneimittelprüfung

- *SCHMERZEN, wie gerädert im ganzen Körper*
- *Sie kann vor Schwäche nicht außerhalb des Bettes sein, drei Tage lang.*
- *Der ganze Körper ist auf der Seite, auf der er liegt, wie geschwürig schmerzhaft.*
- *Unter stetem Frösteln bei der geringsten Entblößung mit unleidlichem Durst und öfterem Hitzeüberlaufen im Kopf*
- *Kneifende Schmerzen mit dem Gefühl, als würde etwas abgerissen, als würde etwas verdreht oder gekrümmt*
- *Ruckende, zuckende Schmerzen*
- *Gefühl, als würde ein Messer in sie hineingestoßen*
- *SPLITTERSCHMERZEN*
- *Stechende Schmerzen, wie von Messern*
- *Zerschlagenheitsschmerz des ganzen Körpers, als hätte er die Nacht nicht recht gelegen*
- *Empfindlicher Knochenschmerz, bald hier, bald da, vor allem früh, beim Aufstehen, ehe sie in Bewegung kommt.*
- *Wandernde, plötzliche Schmerzen ziehen rasch über den Körper.*
- *Schmerzverlauf: AUFWÄRTS, kreuzweise*
- *Schmerzen bei Wetterveränderungen*
- *Schmerzen nachts und abends, sowie bei Bewegung*

Spigelia anthelmia (Wurmkraut), Loganiaceae

Spigelia wirkt hervorragend bei Trigeminusneuralgie. Stechende Schmerzen, Herzleiden und Neuralgien.
Schmerz unter dem Stirnhöcker und den Schläfen, zu den Augen ausstrahlend. Halbseitiger Schmerz, das linke Auge ist betroffen.
Die Körperteile fühlen sich kalt an, senden Schauer durch den ganzen Körper.
Auch ein Mittel für Symptome aufgrund von Würmern.

Indikationen

- Angina pectoris
- Kopfschmerzen: wühlend, reißend, stechend
- Trigeminusneuralgie: Auge, Jochbein, Wange, Zähne und Schläfe

Allgemeines

Verschlimmerung: Berührung, Bewegung, Lärm, Erschütterung, Wetterveränderung, vor allem bei stürmischem Wetter, Essen, Denken, jede geistige Anstrengung
Verbesserung: Liegen auf der rechten Seite mit erhöhtem Kopf

Schmerzcharakteristika bei der Arzneimittelprüfung

- *SCHMERZEN als würden Teile auseinandergedrückt oder -gepresst oder als sollten sie zerplatzen*
- *Bohrende Schmerzen*
- *Brennen in Gesicht und Nacken, wie von heißen Nadeln*
- *Schmerzen herausdrückend, von innen nach außen und von unten nach oben fortschreitend*
- *Ruckende, drückende Schmerzen*
- *Schießende, brennende, reißende, neuralgische Schmerzen*
- *Stechen und Reißen*
- *Zuckend stechende Schmerzen in inneren und äußeren Teilen*
- *Zerrende Schmerzen, oder als würde etwas ausgerissen*

- *Es tut ihm alles wie zerschlagen weh, und wenn er vom Sitz aufsteht, ist es ihm schwindelig und unsicher in den Füßen, wie taumelig.*
- *Maßlose Schmerzen, leidet intensiv*
- *Vor allem im Augen- und Kieferbereich, im Gesicht, im Nacken, in den Zähnen und Schultern*
- *Schmerzen mit extremer Empfindlichkeit gegen leichte Bewegung (Treppensteigen; Fahren;...)*
- *Befallene Teile werden rot, entzündet und empfindlich.*
- *Schmerzen beginnen und enden allmählich.*
- *Schmerzen strahlen aus und breiten sich zu anderen Körperteilen aus.*
- *SCHMERZVERLAUF NACH VORN*

Empfindung

Schockiert, zerschmettert, am Boden zerstört, erschüttert, in Stücke zerfetzt, gelähmt

Spongia tosta (gerösteter Meeresschwamm)

Ein Mittel, das besonders auffällt durch die Symptome der Atemwegsorgane, Husten, Krupp und Herzbeschwerden.
Dyspnoe mit krächzender Atmung, Heiserkeit, Trockenheit, Brennen und Zusammenschnüren des Kehlkopfes.
Schweres Atemholen, als ob ein Stöpsel in der Kehle stecke.
Herzklopfen mit Schilddrüsenvergrößerung, Schilddrüse ist dabei hart.
(DD: Lapis alba: Schilddrüsenvergrößerung, Schilddrüse ist weich)
Erschöpfung und Schwere des Körpers nach einer kleinen Anstrengung, mit Blutandrang zu Brust und Gesicht. Ängstlichkeit und beschwerliches Atmen.

Indikationen

- Angina pectoris
- Atemnot, Dypnoe
- Husten: trocken, bellend, kruppartig, schmerzhaft
- Pankreatitis: der Schmerz zieht bis zum Rücken mit Brennen und Erbrechen.

Allgemeines

Verschlimmerung: Steigen, Wind, vor Mitternacht
Verbesserung: Husten wird verbessert durch Essen und Trinken, Herabgehen, Liegen mit flachem Kopf

Schmerzcharakteristika bei der Arzneimittelprüfung

- *Leiden der Drüsen und Lymphgefäße*
- *Schmerzen und Schwellung der Hoden, Kropf, vergrößern sich allmählich, werden zunehmend hart, indurieren oder hypertrophieren nach Entzündungen.*
- *Krampfartige Schmerzen*
- *Stechende Schmerzen von innen nach außen*

- *Am ganzen Körper, bald hier, bald da, ein anhaltend juckender Stich, wie von einer ganz feinen Nadel, der zum Reiben nötigt, aber sich dadurch nicht verliert.*
- *Schmerzhafte Stiche an mehreren Teilen des Körpers, die zum Kratzen nötigen.*
- *Wachstumsschmerzen*
- *Am Oberkörper wie zerschlagen*
- *Erwacht mit Zerschlagenheitsschmerz am ganzen Körper*
- *Am ganzen Körper schmerzhaft berührungsempfindlich*

Empfindung
Zusammenziehen, schließen, beengt, begrenzt, erstickt, gespalten, zerbrochen, zerdrückt, hineinziehen, öffnen und schließen, verschlossen

Squilla maritima (Meerzwiebel), Liliaceae

Anhaltende, dumpfe, rheumatische Schmerzen durchdringen den Körper.
Ein Milzmittel: Stiche unter den linken falschen Rippen.
Ein wichtiges Herz- und Nierenmittel.
Bronchopneumonie: Schleimrasseln und Atemnot

Indikationen
- Milzerkrankung schmerzhaft
- Ödeme/Wassersucht

Allgemeines
Verschlimmerung: Bewegung
Verbesserung: Ruhe

Schmerzcharakteristika bei der Arzneimittelprüfung
- *Stechende Schmerzen, bald an diesem, bald an jenem Teil des Körper, innerlich stechende Schmerzen*
- *Schmerzen am ganzen Körper*

Empfindung
Ausgestoßen, herausgezwängt, herausgedrückt, beklemmt, genötigt, gezwungen, zusammengezogen

Stannum metallicum (Metallisches Zinn)

Seine Hauptwirkung konzentriert sich auf das Nervensystem und die Atmungsorgane.
Schwäche ist sehr ausgeprägt, besonders bei chronischem Bronchial- und Lungenleiden. Sprechen verursacht ein großes Schwächegefühl in Hals und Brust.
Schmerzen, die allmählich kommen und gehen.

Indikationen

- Darmverschluss nach Operation
- Kolikschmerzen, die plötzlich beginnen und wieder aufhören.
- Operation/chirurgischer Eingriff: nach der Operation fühlt sich der Patient todmüde und erschöpft, der Bauch ist aufgetrieben.

Allgemeines
Verschlimmerung: lachen, sprechen, singen, liegen auf der rechten Seite
Verbesserung: Husten, Auswurf, harter Druck

Schmerzcharakteristika bei der Arzneimittelprüfung

- *Drückend ziehende Schmerzen, vor allem in den Gliedern, langsam bis zu großer Heftigkeit steigend und dann ebenso wieder abnehmend*
- *Krampfartige, zusammendrückende Schmerzen*
- *Ab 10 Uhr morgens, nehmen 10 – 20 Minuten zu und klingen allmählich ab.*
- *Beginnen mit Sonnenaufgang, nehmen bis Mittag zu, verschwinden allmählich und hören abends auf.*
- *Mit pulsierendem Klopfen verbunden; ev. so stark, dass geistige Benommenheit entsteht*
- *Schmerzen vor allem auf der rechten Seite*
- *SCHMERZBEGINN UND – ENDE ALLMÄHLICH, wie langsam zunehmendes und langsam nachlassendes Ziehen an einer Schnur*

Staphysagria (Rittersporn), Ranunculaceae

Nervöse Beschwerden mit ausgeprägter Reizbarkeit. Eingerissene Gewebe.

Indikationen

- Auge: „Blaues Auge“
- Bisse von Spinnen und Insekten
- Hautjucken/Pruritus
- Katheterisation: Schmerzen durch Schnitt
- Operation/chirurgischer Eingriff
- Postoperative Schmerzen mit Ileus
- Schnittverletzung
- Stumpfneuralgie, Phantomschmerz
- Wunde nach chirurgischem Eingriff
- Wunden schmerzhaft
- Zahnextraktion
- Zahnschmerzen: empfindliche Zähne

Allgemeines

Verschlimmerung: Ärger, Empörung, Kummer, Demütigung, die leichteste Berührung der betroffenen Körperstellen, Gehen

Verbesserung: nach dem Frühstück, Wärme, Nachtruhe, Sitzen und Liegen

Schmerzcharakteristika bei der Arzneimittelprüfung

- *Drückende, stechende und reißende Schmerzen im Periost und längs der Nerven*
- *Fein stechende, schießende Schmerzen*
- *Schmerzen schlimmer durch Berührung*
- *Juckende, scharfe Stiche an verschiedenen Stellen des Körpers*
- *Am ganzen Körper wund und steif, Finger geschwollen, das Schienbein schmerzt wund*
- *Allgemeine Zerschlagenheit*
- *Schlimmer beim Gehen*

- *Besser beim Sitzen und Liegen*
- *Vor allem in den Waden ein ungeheurer Mattigkeitsschmerz, wie zerprügelt, sie konnte die Füße kaum schleppen.*
- *Schmerzhaftigkeit des ganzen Körpers, wie Zerschlagenheit, mit ungemeinem Mattigkeitsgefühl, schlimmer bei Bewegung, wenn sie nach dem Sitzen etwas gegangen war, ward dies schmerzhafte Gefühl erneuert und verstärkt.*
- *Ziehend, reißender Schmerz hier und da in den Muskeln des ganzen Körpers, beim Sitzen*
- *Es liegt ihm in allen Gliedern und tut ihm alles weh, die Muskeln beim Befühlen, die Gelenke beim Bewegen, mehr vormittags als nachmittags.*
- *Schmerzen in den Gelenken der Schulter, des Ellbogens, der Hand, der Finger, des Rückens, der Knie*
- *Ein ziehender Schmerz bei Bewegung der Teile, weniger in der Ruhe, vor allem abends*
- *Schmerz in allen Knochen*
- *Nächtliche Knochenschmerzen*

Empfindung

Überempfindlich, elektrische Schläge, scharfer, stichartiger, stechender Schmerz wie Dolchstöße

Sticta pulmonaria (Lungenmoos), Stictaceae

Viele Symptome wie Schnupfen, Bronchialkatarrh und Grippe, zusammen mit nervösen und rheumatischen Beschwerden. Es ist ein allgemeines Gefühl von Dumpfheit und Krankheit vorhanden, als ob eine Erkältung im Anzug wäre.
Rheumatische Steifheit des Nackens.

Indikationen
- Gelenkerguss
- Husten
- Nackensteifheit

Allgemeines
Verschlimmerung: plötzlicher Temperaturwechsel, Bewegung, Berührung
Verbesserung: Druck

Schmerzcharakteristika bei der Arzneimittelprüfung
- *Plötzlicher Schmerz vom Brustbein zur Wirbelsäule durch die Brust hindurch, anhaltend, schlimmer durch Bewegung, Kraftlosigkeit der Arme beim Versuch, sie zu bewegen, schwieriges Atmen und Sprechen*
- *Heftige Schmerzen vom Brustbein zur Wirbelsäule und ein Gefühl wie Rumoren und Drehen, Winden im Magen, als sei er voller Hefe*
- *Rheumatismus des Zwerchfells*
- *Dumpfe beklemmende Schmerzen in der Herzgegend*
- *Schwellung und Schmerzhaftigkeit von Lymphdrüsen*
- *Brennende, beißend stechende Schmerzen am ganzen Körper, nehmen den ganzen Tag über an Intensität zu.*

Empfindung
Ausdehnung, Vergrößerung, zusammengezogen, aufsaugen, Schweregefühl, Leichtigkeit, anhaftend, abgelöst

Strontium carbonicum

Rheumatische Schmerzen, chronische Verstauchungen, Ösophagusstenose.
Die Schmerzen bringen den Patienten der Ohnmacht nahe und machen ihn völlig krank. Chronische Folgen von Blutungen, nach Operationen mit starkem Nachbluten, Kälte und starker Erschöpfung.

Indikationen

- Arteriosklerose
- Augen: Verletzung der Augen, auch nach Operation am Auge: Gegenstände erscheinen wie mit Blut gefärbt.
- Bluthochdruck
- Operation/chirurgischer Eingriff: Schmerzen nach abdominellen Eingriffen
- Schock nach chirurgischen Eingriffen
- Verrenkung: das verletzte Gelenk bleibt schwach und verrenkt sich leicht.
- Verstauchung mit Schwellung
- Verstauchungen (alte), mit Spätschäden

Allgemeines

Verschlimmerung: Wetterwechsel, in Ruhe, zu Beginn der Bewegung, Kälte
Verbesserung: Eintauchen in heißes Wasser

Schmerzcharakteristika bei der Arzneimittelprüfung

- *Viele Schmerzen sind gleichsam geistig schwebend, so dass man kaum die Stelle anzugeben weiß, wo sie sind.*
- *Schmerzen scheinen v.a. in den Röhrenknochen und deren Mark zu sitzen.*
- *Schmerzen verursachen Übelkeitsgefühl oder Ohnmacht.*

Sulphur (Schwefelblüte)

Sulphur hat eine besondere Affinität zur Haut, wo es Hitze und Brennen mit Jucken hervorruft.
Hitzewallungen, Abneigung gegen Wasser, trockene Haut und Haare, rote Körperöffnungen, Schwächegefühl im Magen gegen 11 Uhr vormittags und Katzenschlaf sind die Leitsymptome.

Indikationen

- Erfrierung
- Geschwür/Ulcus
- Hautjucken
- Ödeme/Wassersucht
- Ohrenschmerzen

Allgemeines
Verschlimmerung: Wärme, Kratzen und Waschen
Verbesserung: trockenes, warmes Wetter

Schmerzcharakteristika bei der Arzneimittelprüfung

- *BRENNENDE Schmerzen, ÄUSSERLICH, INNERLICH, STELLENWEISE*
- *Hautbrennen, Brennen in Drüsen, Magen, Lunge, Darm, Rektum.....*
- *Kneifen hier und da in den Muskeln*
- *Plötzliches Reißen oder Rucken hier und da im Körper*
- *Schneidende Schmerzen in inneren Organen in den Teilen, auf denen man nachts liegt*
- *Schmerzen an KLEINEN STELLEN*
- *Verlauf NACH AUSSEN, kreuzweise, RÜCKWÄRTS*
- *Schmerzen bei Wetterveränderungen*
- *Bettwärme macht die nächtlichen Schmerzen unerträglich.*

Sulphuricum acidum (Schwefelsäure)

Hitzewallungen mit Zittern und Schwäche, gefolgt von Schweißen.

Indikationen

- Blaue Flecken durch leichten Stoß besonders bei alten Menschen (DD: Arnica)
- Gangränneigung nach mechanischen Verletzungen
- Prellung/Quetschung
- Prellungen oder Quetschungen nicht heilend
- Quetschungen alt, nicht heilend
- Terminalstadium Krebs: Aufstoßen
- Verfärbung der Haut: ist livid an den entsprechenden Stellen
- Wunden schmerzhaft
- Wunden, nicht heilend

Allgemeines

Verschlimmerung: Übermaß an Hitze oder Kälte
Verbesserung: Wärme, Liegen auf der betroffenen Seite

Schmerzcharakteristika bei der Arzneimittelprüfung

- *Brennende, zuckende Schmerzen in den Muskeln*
- *Schmerzen wie Stöße*
- *Stumpfer Druck an verschiedenen kleinen Stellen des Körpers, erst steigend, dann plötzlich verschwindend*
- *Rheumatisches Reißen und Ziehen im ganzen Körper, selbst im Gesicht*
- *Am ganzen Körper wie wund und zerschlagen*
- *Schmerzen sind reißend, schießend, stechend, stoßend.*
- *Schmerzen, als würde ein stumpfes Instrument gegen die Stelle gedrückt*
- *Schmerzen entwickeln sich langsam und enden plötzlich.*
- *Im Schlaf fühlbare Schmerzen*

Empfindung der Säuren

Gemeinsame klinische Eigenschaften der Säuren sind beißend-ätzend, Schwäche und Reizbarkeit, Blutungen, Muskelschwäche, saure und reizende Leukorrhoe, Atemnot und Husten, Diarrhoe, in seltenen Fällen Schwerhörigkeit, Verschlimmerung der Symptome durch Kaffee.

„Unablässige, kräftezehrende und anstrengende Suche nach Vereinigung, nach Einheit."

Symphytum (Beinwell), Boraginaceae

Die Wurzel enthält eine kristalline Substanz, die das Epithelwachstum auf ulzerierten Oberflächen anregt, daher anwendbar bei Magen- und Duodenalgeschwüren, Gastralgie und äußerlich bei Pruritus ani.
Von großem Nutzen bei Wunden, die bis auf die Knochenhaut und Knochen durchdringen und bei schlecht heilenden Knochenbrüchen. Der Knochen ist schmerzhaft an der Bruchstelle. Stechender Schmerz und Wundheit der Knochenhaut.

Indikationen
- Auge: „Blaues Auge“
- Augenverletzungen (verhindert Linsentrübung)
- Frakturen - fördert die Kallusbildung
- Nackenverletzung
- Phantomschmerzen nach einer Amputation
- Verletzung der Wirbelsäule
- Verletzungen von Knochen- und Knochenhaut mit stechenden Schmerzen
- Verstauchung
- Verstauchung mit Schwellung

Allgemeines
Verschlimmerung: Berührung

Schmerzcharakteristika bei der Arzneimittelprüfung
- *Schmerzen prickelnd, stechend, wie zerklüftet*
- *Stechender Schmerz des Periosts*
- *Schmerzen schlimmer durch Berührung*

Tamus communis (Schmerwurz), Dioscoreaceae

Bei Frostbeulen (Perniones, als Schutz vor Kälte bei rheumatischen Beschwerden reibt man sich in Ungarn die frische Schnittstelle der Wurzel über die Haut.)
Die Schmerwurz hat eine schleimhautreizende Wirkung, die dem Vorhandensein von Histamin zugeschrieben wird. Histamin entsteht aus der Aminosäure Histidin und kommt unter anderem auch in der (DD:) Brennessel (*Urtica dioica*), sowie in überlagertem Fisch vor.

Indikationen

- Frostbeulen (Perniones)
- Narben und Missbildungen der Haut
- Sonnenbrand

Empfindung

Verdrehen, windend, gekrümmt, aufrollen und entrollen, Verlangen nach und Besserung durch Ausstrecken, Gestreckt, gedehnt, (dran) gezogen

Tarentula cubensis (Kubanische Tarantel)

Ein Mittel bei Blutvergiftung und septischen Zuständen, auch Diphterie. Geeignet für die allerschlimmsten Formen von Entzündung und Schmerz. Verschiedenartige Formen bösartiger Eiterungen. Purpurne Verfärbung. Todesschmerz, mildert den Todeskampf. Intermittierende septische Fieberschauer.

Indikationen

- Abszesse
- Blutvergiftung/Sepsis
- Dekubitus: die Stellen schauen blau aus und stinkende Absonderungen
- Eiterungen bösartig
- Entzündung und Schmerz, allerschlimmste Formen
- Entzündungen und Eiterungen
- Euthanasiakum
- Gangrän
- Karbunkel
- Todesschmerz, abscheuliche Schmerzen

Allgemeines

Verschlimmerung: Bewegung, Anstrengung, kalte Getränke, nachts
Verbesserung: Tabak rauchen

Schmerzcharakteristika bei der Arzneimittelprüfung

- *Abscheuliche Schmerzen*
- *Heftig brennende Schmerzen*
- *Todesschmerz: beruhigt die letzten Krämpfe*
- *Wundheitsgefühl in den Muskeln*

Empfindung

Plötzlichkeit, schnell, impulsive Gewalt, Geschwindigkeit

Tarentula hispanica

Schmerzcharakteristika bei der Arzneimittelprüfung

- *Schmerzen, Empfindung von Brennen, sehr heißes Brennen, Jucken und Brennen*
- *Schmerzen im ganzen Körper, in den Gliedern, Knochen, Armen, Gelenken*
- *Schmerzen schlimmer in kalter Luft, durch Erkältung*
- *Schmerzbeginn plötzlich*
- *Gefühl wie von einem Hammer geschlagen zu werden*

Empfindung
Plötzlichkeit, schnell, impulsive Gewalt, Geschwindigkeit

Tellurium

Ausgeprägte Haut-, Wirbelsäulen-, Augen- und Ohrensymptome. Der Rücken ist sehr empfindlich. Schmerzen überall im Körper. Stinkende Absonderungen. Langsame Ausprägung der Symptome.

Indikationen

- Kreuzbein- und Ischiasschmerzen
- Prellung/Quetschung
- Prellungen und Kontusionen mit Schmerzen der Wirbelsäule
- Verletzung des Trommelfells mit Schwerhörigkeit
- Verletzung der Wirbelsäule

Allgemeines

Verschlimmerung: Berührung und jegliche Erschütterung (Fahren, Gehen, Husten, Lachen)

Schmerzcharakteristika bei der Arzneimittelprüfung

- *Schmerzen nachts, am ganzen Körper*
- *Leichteste Berührung schmerzt lokal, im Kopf und in entfernten Körperteilen.*
- *Schmerzen kommen und gehen plötzlich.*

Thiosinaminum (chemisches Derivat aus Senfsamenöl)

Ein Solvens, äußerlich und innerlich zum Auflösen von Narbengewebe, Tumoren, vergrößerten Drüsen, Strikturen und Verwachsungen. Ektropion, Hornhauttrübung, Katarakt, Ankylose, Fibrome und Sklerodermie.
Ein Mittel für Tabes dorsalis, mildert die blitzartigen Schmerzen, die heftigen Schmerzanfälle in Magen, Blase und Rektum.
Senile Demenz, arteriosklerotischer Schwindel.
Es wirkt von oben nach unten.

Indikationen

- Auge: Mittel für Katarakt
- Darmverschlingung
- Eileiter blockiert
- Keloidbildung
- Magenkrebs-Operation
- Narben: Auflösen von Narbengewebe
- Ohr: Mittel für das Hören, wenn die Mittelohrknochen verknöchern und miteinander verwachsen.
- Sektio
- Striktur
- Striktur: nach Rektum-Chirurgie

Dosierung

Bei Narben in D6 oder C 30

Thlaspi bursa pastoris (Hirtentäschelkraut), Cruciferae

Ist ein Mittel gegen Hämorrhagien und Harnsäure. Chronische Neuralgie. Hämorrhagie von einem Uterusfibrom mit Schmerzhaftigkeit im Rücken oder allgemeinem Zerschlagenheitsschmerz. Uterusblutung mit Krämpfen und Austreiben von Blutgerinnseln. Das Blut ist faulig, dunkel, klumpig und übelriechend.
Lang anhaltende Menses. Folgen von einer unterdrückten Uteruserkrankung.

Indikationen

- Blutung mit heftiger Uterus-Kolik
- Gicht wegen erhöhter Harnsäure
- Uterus- und Zervixkarzinom
- Wunder Schmerz in der Gebärmutter beim Aufstehen

Allgemeines

Verbesserung: beim Beugen nach vorne

Dosierung

Urtinktur, C 6 und C 30

Empfindung

Blockierung, Hindernis, Versperrung, gestoppt, blockiert, stecken geblieben: psychisch wie physisch

Thuja occidentalis (Lebensbaum,Totenbaum), Cupressaceae

Die Hauptwirkung von Thuja zielt auf die Haut und Urogenitalorgane, deren hauptsächliche Manifestation in der Bildung warzenartiger Wucherungen auf Haut und Schleimhäuten liegt – Feigwarzen und Condylomata. Hat eine spezifisch antibakterielle Wirkung wie bei Gonorrhoe und Impfung.
Impfschäden.
Reißende Schmerzen in Muskeln und Gelenken.

Indikationen

- Darmverschluss
- Dysmenorrhoe: Schmerz im linken Ovar, erstreckt sich ins linke Bein
- Keloidbildung
- Kopfschmerzen: wie von einem Nagel in der linken Stirn
- Ovariitis links

Allgemeines

Verschlimmerung: nachts, Bettwärme, nach 3 bzw. 15 Uhr
Verbesserung: linke Seite, beim Anziehen der Glieder, Einhüllen

Schmerzcharakteristika bei der Arzneimittelprüfung

- *Brennende Schmerzen, zuckend*
- *Drücken hier und da, wie in den Knochen, mit kratzendem Prickeln*
- *Als ob das Fleisch von den Knochen losgeschlagen wäre*
- *Reißen und Klopfen in den leidenden Teilen, wie geschwürig*
- *Reißende Schmerzen in den Drüsen*
- *Stiche in verschiedenen Teilen, wird zum Brennen*
- *Dolchstichartige Schmerzen*
- *Ziehen in den Blutgefäßen*
- *Zuckende Schmerzen in äußeren Teilen, auch in Gelenken*
- *An kleinen Stellen, mit fadenförmiger Ausstrahlung*
- *Plötzlich eintretend und wieder verschwindend*

- *Schmerzen bei Kälte und Nässe*
- *Schmerzen breiten sich immer wieder von ihrem ursprünglichen Sitz aus.*
- *Schmerzen sind besser durch Einhüllen.*

Empfindung
Zerbrechlich, zerbrochen, brüchig, spröde, abgeschnitten, fragmentiert, verbunden, unverbunden, leer, voll

Trillium pendulum (Waldlilie), Liliaceae

Ein allgemeines Blutungsmittel, bei großer Schwäche und Schwindel.
Chronischer Durchfall blutigen Schleims.
Blutung erfolgt schwallweise und ist schmerzhaft. Blutungen sind reichlich und hellrot.
Ohnmacht durch Blutverlust.
Uterine Blutung mit der Empfindung, als würden die Hüften und der Rücken zerbrechen, drohender Abort.

Indikationen
- Blutung nach Zahnextraktion
- Uterusblutungen, auch durch Myome

Allgemeines
Verschlimmerung: körperliche Anstrengung, beim aufrechten Sitzen
Verbesserung: festes Bandagieren, Beugen nach vorne

Dosierung
2 x tgl. 5 Tr. Urtinktur, D 6 und C 30

Empfindung
Ausgestoßen, herausgezwängt, herausgedrückt, beklemmt, genötigt, gezwungen, zusammengezogen

T.N.T. Trinitrotoluenum (Sprengstoff)

Die zerstörende Wirkung von T.N.T. auf die Erythrozyten ist für die Anämie und Gelbsucht mit ihren Sekundärsymptomen verantwortlich. Das Hämoglobin ist verändert, so dass es nur unzureichend als Sauerstoffträger fungieren kann und als Folge hiervon kommt es zu Atemlosigkeit, Schwindel, Kopfschmerzen, Schwäche, Herzklopfen, übermäßiger Müdigkeit, Muskelkrämpfen, Zyanose als Ergebnis, wie auch Schläfrigkeit, Niedergeschlagenheit und Schlaflosigkeit. Spätstadien der Vergiftung rufen ein Bild toxischer Gelbsucht und aplastischer Anämie hervor.

Indikationen

- Anämie
- Atemnot/Dyspnoe
- Gelbsucht durch die zerstörende Wirkung auf Erythrozyten
- Kopfschmerzen
- Muskelkrämpfe
- Schwäche
- Schwindel
- Thalassämie: bösartige Anämie (C 200 1 x in der Woche)
- Zyanose

Allgemeines
Verschlimmerung: Alkohol, Tee

Urtica dioica (Große Brennessel), Urticaceae

Indikation
- Verbrennung 1. Grades

Dosierung
Urtinktur

Empfindung
Komprimiert, zusammengedrückt, schwer, drückend, Last, begrenzt, limitiert, schleppend, fixiert und begrenzt, beschränkt, geschlossen, eingesperrt

Urtica urens (Kleine Brennessel), Urticaceae

Gicht- und Harnsäure-Diathese. Rheumatismus verbunden mit urtikariaartigen Ausschlägen. Neuritis.
Antidotiert üble Folgen vom Verzehr von Meeresfrüchten.

Indikationen

- Allergische Reaktionen auf Muscheln und andere Schalentiere
- Bisse von Spinnen und Insekten
- Hautjucken/Pruritus
- Quaddelbildung
- Unverträglichkeit von Muscheln und Schalentieren
- Urtikaria mit Empfindlichkeit und brennenden, stechenden Schmerzen
- Verbrennung 1. Grades: Urtinktur
- Verbrennungen 1. und 2. Grades
- Windpocken

Allgemeines
Verschlimmerung: Schneeluft, Wasser, Berührung, feucht-kalte Luft

Schmerzcharakteristika bei der Arzneimittelprüfung

- *Schmerzen brennend, stechend und juckend*
- *Schmerzen schlimmer wenn er kühler, feuchter Luft ausgesetzt ist, durch Schneeluft, durch Anwendung von Wasser, durch heftige Anstrengung, durch Berührung*

Empfindung
Komprimiert, zusammengedrückt, schwer, drückend, Last, begrenzt, limitiert, schleppend, fixiert und begrenzt, beschränkt, geschlossen, eingesperrt

Valeriana officinalis (Katzenbaldrian), Valerianaceae

Hysterie, Überempfindlichkeit, nervöse Leiden, hysterische Flatulenz.

Indikation

- Ischiasschmerz

Allgemeines

Verschlechterung: Stehen und Ausruhen auf dem Boden
Verbesserung: Gehen

Schmerzcharakteristika bei der Arzneimittelprüfung

- *Schmerzen, an mehreren Orten auf einer ganz kleinen Stelle schründendes Drücken oder stumpfes Stechen, wie von einem harten stumpfen Instrument*
- *Stechende Schmerzen im ganzen Körper, in Ruhe*
- *Zerschlagenheit der Glieder, vor allem der unteren, morgens nach dem Aufstehen*
- *Ziehen wie flüchtige Rucke an vielen Stellen, bald hier, bald da*
- *Zuckende, ruckweise und erschütternde, plötzlich erscheinende Schmerzen*
- *Schmerzen weniger zu Anfang des Sitzens, Gehens, als vielmehr erst nach längerem Verharren in irgendeiner Lage (Sitzen, Stehen) erscheinend und durch Veränderung der Lage besser*
- *Schmerzverlauf nach außen*
- *Schmerzen zucken von innen nach außen*
- *Die Schmerzen wandern, die Symptome wechseln.*
- *Plötzlicher Beginn der Schmerzen, der Symptome*

Veratrum album (Weise Nieswurz), Liliaceae

Diese Arznei bietet ein perfektes Kollapsbild mit extremer Kälte, Blauverfärbung auch der Nägel und Schwäche. Postoperativer Schock mit kaltem Stirnschweiß, blassem Gesicht und raschem, schwachem Puls. Kalter Stirnschweiß ist bei fast allen Beschwerden vorhanden. Erbrechen, Durchfall und Krämpfe in den Extremitäten. Das reichliche, heftige Würgen und Erbrechen ist äußerst charakteristisch.

Indikationen

- Choleraartige Erkrankungen
- Darmverschluss
- Dehydration nach Flüssigkeitsverlust
- Durchfall/Diarrhoe
- Erbrechen mit Herausschießen des Mageninhaltes
- Gallenkolik
- Gastralgie
- Grippaler Infekt
- Hitzschlag mit Diarrhoe, Schwäche, Kollaps
- Kollaps
- Kreislaufschwäche mit trockenem Mund
- Ohnmacht
- Operationsschock
- Operation/chirurgischer Eingriff
- Schock
- Zyanose

Allgemeines

Verschlimmerung: nachts, nasses, kaltes Wetter, das Reden anderer
Verbesserung: Gehen und Wärme

Schmerzcharakteristika bei der Arzneimittelprüfung

- *Innerlich brennende Schmerzen mit äußerer Kälte*
- *Brennende Schmerzen in kalten Körperteilen, während des kalten Schweißes in den muskulösen Teilen des Körpers – aus Drücken und Zerschlagenheit zusammengesetzt*
- *Beim Sitzen reißender Schmerz in den Streckmuskeln*
- *Schmerzanfälle, die den Kranken jedes Mal auf kurze Zeit zu einer Art Delirium und Wahnsinn bringen.*
- *Schmerzen verursachen Entkräftung, Ohnmacht, kalten Schweiß, Erbrechen, Diarrhoe.*
- *Schmerzverlauf kreuzweise*

Empfindung

Ausgestoßen, herausgezwängt, herausgedrückt, beklemmt, genötigt, gezwungen, zusammengezogen

Veratrum viride (Grüne Nieswurz), Liliaceae

Veratrum viride bewirkt Senkung sowohl des systolischen wie auch des diastolischen Blutdrucks. Aufgedunsenes livides Gesicht. Zickzack-Temperatur bei Fieber. Pupillen sind erweitert, Doppeltsehen.
Kopf ist zurückgezogen. Schmerz vom Nacken her. Zucken der Gesichtsmuskeln.

Indikationen

- Herzrheumatismus
- Meningitis
- Sonnenstich (und Folgen davon): mit Übelkeit und Erbrechen, kaltes bläuliches Gesicht, kalter Schweiß
- Vorhofflimmern
- Zyanose

Allgemeines

Verschlimmerung: Bewegung, Aufstehen, Gehen
Verbesserung: Druck, Reiben

Schmerzcharakteristika bei der Arzneimittelprüfung

- *Schmerzen bei Influenza, Kopfschmerzen, Magenschmerzen, Schmerzen in den Waden*

Empfindung

Ausgestoßen, herausgezwängt, herausgedrückt, beklemmt, genötigt, gezwungen, zusammengezogen

Verbascum thapsus aut thapsiforme (Königskerze) Scrophulariaceae

Hat eine ausgeprägte Wirkung auf den Nervus mandibularis des Trigeminus, auf das Ohr, die Atemwege und die Blase. Katarrhe und Erkältungen mit periodischer Trigeminusneuralgie.

Indikation

- Trigeminusneuralgie

Allgemeines

Verschlimmerung: Temperaturwechsel, Sprechen, Niesen, festes Zusammenbeißen (Nervus alveolaris inf.), von 9 bis 16 Uhr
Verbesserung: beim Aufstehen vom Sitzen

Schmerzcharakteristika bei der Arzneimittelprüfung

- *Schmerzen, abwärts gehendes, zuweilen stechendes Reißen in verschiedenen Teilen*
- *Zuckend, stechende Schmerzen in inneren Organen*
- *Betäubendes Gefühl bei fast allen Schmerzen*
- *Intermittierende Schmerzen*
- *Schmerzen beginnen plötzlich, immer zur gleichen Stunde.*

Empfindung

Bindungen und Verbindungen sind nicht stark, daher wollen sie alles sehr stark festhalten. Wenn diese Verbindungen brechen, kommt es zu Angst, Schreck und Wahnideen.

Vespa (Wespe)

Ein Mittel für intensives Jucken und Brennen mit Stechen und Wundheit, wie bei einem Erythem.

Indikationen
- Bienenstich
- Bisse von Spinnen und Insekten
- Brennende Miktion des linken Ovars
- Quaddeln
- Wespenstich

Allgemeines
Verschlimmerung: Bewegung, nach Essen, nach Schlaf

Schmerzcharakteristika bei der Arzneimittelprüfung
- *Schmerzen, plötzliches Reißen*
- *Tiefes, durchdringendes Stechen, als würde ein Haken herausgezogen*

Empfindung
Brennen, Hitze, stechend, beißend, nadelartig stechend, brennend stechend, veränderlich

X-Ray

Wiederholte Einwirkung von Röntgenstrahlen hat Hautschäden hervorgerufen, die oft Krebs zur Folge hatten. Quälender Schmerz. Die Keimdrüsen sind besonders betroffen. Es finden Veränderungen im Blut, im lymphatischen System und im Knochenmark statt.
Hat die Eigenschaft, den Zellstoffwechsel anzuregen. Weckt das geistige und körperliche Reaktionsvermögen. Bringt unterdrückte Symptome an die Oberfläche, seine homöopathische Wirkung ist somit zentrifugal, zur Peripherie hin.

Indikationen

- Chemotherapie
- Medikamente, Reaktionen; Dosierung: X-Ray C 200, dann Phosphorus C 30 3 x tgl.
- Radiumtherapie, wirkt großartig auf das Knochenmark und das Lymphsystem, bei Leukämie, Anämie, Psoriasis
- Verbrennungen, die nicht heilen wollen

Allgemeines

Verschlimmerung: Kälte, im Bett, Bewegung, Liegen, Sonnenbestrahlung
Verbesserung: feuchtwarme Anwendungen

Dosierung

Bei Reaktionen nach Medikamenten C 200, dann Phos C 30 3 x tgl.

Zincum metallicum

Die Arzneimittelprüfungen zeigen ein Bild herabgesetzter Gehirnfunktionen. Erschöpfung erfasst einen Großteil der Wirkung von Zink. Vergiftung durch unterdrückte Hautausschläge oder unterdrückte Absonderungen. Die Nervensymptome sind von größter Bedeutung. Mangelhafte Vitalität. Drohende Gehirnlähmung, Rückenmarksleiden, konvulsive Zuckungen, Zittern und zappelige Füße.
Schmerz zwischen Haut und Fleisch.
Abnahme und Zerstörung der Erythrozyten.

Indikationen

- Darmverschluss
- Erfrieren der äußeren Teile: Ohrläppchen, Nasenspitze bei geringer Kälte
- Frostbeulen
- Hoden: Verletzung

Allgemeines
Verschlimmerung: durch Berührung, Bewegung
Verbesserung: im Freien

Schmerzcharakteristika bei der Arzneimittelprüfung

- *Beißende, scharfe Schmerzen, drückende, krampfartige, folternde, reißende, lanzinierend, reißend (nach Zugluft)*
- *Spannen und Ziehen an verschiedenen Stellen*
- *Zusammenschnürungsgefühl*
- *Stechende, dolchartige Schmerzen*
- *Wundheitsgefühl in inneren und äußeren Organen*
- *Wundheitsschmerz*
- *Ziehende Schmerzen in den Muskeln, die Schmerzen scheinen zuweilen zwischen Haut und Fleisch zu sein.*

Zincum phosphoricum (Zinkphosphat, Trituration)

Neurasthenie, Ermüdung, nervöse Erschöpfung und Schwäche, Nervosität und Schwindel.

Indikationen

- Herpes zoster
- Neuralgie von Kopf und Gesicht

Allgemeines

Verschlimmerung: Abkühlung, nasskaltes Wetter, Wind, Wein, Baden, Aufdecken, geringste Anstrengung
Verbesserung: frische Luft, Reiben

Schmerzcharakteristika bei der Arzneimittelprüfung

- *Schmerzen sind beißend, bohrend.*
- *Äußerlich brennend, innerlich brennend*
- *Drückend, innerlich drückend*
- *Reißend in Muskeln und Nerven*
- *Schmerzen wie zerschlagen*
- *Gefühl von elektrischen Schlägen*

Medizinische Fachbegriffe

Albuminurie
Albumin ist ein wichtiges Körpereiweiß, das in der Leber gebildet wird. Wenn der Albuminwert im Urin zu hoch ist, spricht man von der Albuminurie.

Anämie
Eine Anämie (umgangssprachlich: Blutarmut, Blutmangel) ist eine Verminderung der Hämoglobin-Konzentration im Blut. Hämoglobin ist ein Sauerstofftragendes Protein, das sich im Blut ganz überwiegend in den roten Blutzellen (Erythrozyten) befindet. Eine Anämie geht daher in der Regel mit einem Mangel an Erythrozyten einher. Bei einer Anämie ist die Sauerstoff-Transportkapazität des Blutes vermindert.

Anasarka
Anasarka ist der medizinische Name eines nicht-entzündlichen Ödemes der Unterhaut.

Angioneurotisches Ödem
Diese Ödemform, auch bekannt unter seinem Eponym Quincke-Ödem, ist in der Medizin eine sich rasch entwickelnde, schmerzlose, selten juckende Schwellung von Haut, Schleimhaut und der angrenzenden Gewebe, die auf einer plötzlichen Erhöhung der Permeabilität der Gefäßwände beruht. Es kann Stunden bis Tage anhalten. Von der Urtikaria unterscheidet es sich durch die Beteiligung auch tiefer Gewebe und der Darmwand. Fast immer handelt es sich um eine allergische Reaktion oder die Nebenwirkung von Medikamenten, beispielsweise von ACE-Hemmern. Fälle, in denen das Angioödem rasch fortschreitet, müssen als medizinischer Notfall behandelt werden, da eine Obstruktion des Atemtrakts und Ersticken auftreten können.

Ankylose
Die Ankylose ist der medizinische Fachausdruck für die durch Krankheitsprozesse im Inneren eines Gelenks bedingte, vollständige Gelenksteife.

Anurie
Als Anurie bezeichnet man eine Harnproduktion von weniger als 100 ml in 24 Stunden. Es wird die echte, durch eine Nierenschädigung bedingte, renale Anurie von einer prärenal bedingten und einer - bei Verschluss der ableitenden Harnwege - falschen, postrenal bedingten Anurie unterschieden.

Aortenstenose
Der medizinische Begriff Aortenstenose wird für verschiedene angeborene oder erworbene Krankheiten verwandt, die zu einer Einengung des Ausflusstraktes der linken Herzkammer führen. Dazu zählen:die angeborene Aortenstenose (subvalvulär, valvulär oder supravalvulär), die durch Entzündungen (Endokarditis), Fehlbildungen oder degenerative Prozesse erworbene Aortenklappenstenose und die angeborene hypertrophe Kardiomyopathie mit dynamischer Obstruktion (sog. HOCM - hypertroph-obstruktive Kardiomyopathie), die sich im Kinder-, Jugend- oder Erwachsenenalter manifestieren kann.

Aszites
Der Aszites, umgangssprachlich auch Bauchwassersucht, ist eine pathologische (krankhafte) Flüssigkeitsansammlung in der freien Bauchhöhle.

Ataxie
Ataxie (Unordnung ,Unregelmäßigkeit) ist ein Oberbegriff für verschiedene Störungen der Bewegungskoordination. Sie kann auftreten, auch wenn keine Lähmung (Parese) vorliegt, also bei normaler Muskelkraft.

Bradykardie
(wörtl.: „Langsamherzigkeit“) bezeichnet in der Medizin einen Herzschlag unter 60 Schläge pro Minute. Das Gegenteil von Bradykardie nennt man Tachykardie: eine Pulsfrequenz von über 100 Schlägen pro Minute in Ruhe.

Bulbärparese
ist eine teilweise Lähmung der zum Hirnstamm gehörenden Teile des ZNS.

Bulbus oculi
Augapfel

Cholezystektomie
Eine Cholezystektomie (auch Cholecystektomie oder Gallenblasenentfernung), abgekürzt CHE oder CCE, ist die chirurgische Entfernung der Gallenblase. Sie kann als offene oder als laparoskopische Operation durchgeführt werden. Heutzutage werden ca. 90 % der Cholezystektomien als laparoskopische Operation durchgeführt.

Condylom
Das Condylom bezeichnet eine Infektion der Genitalien.

Dekubitus
Wunde, offene Stellen, die nicht heilen, bei bettlägerigen Patienten. Ein Dekubitalgeschwür ist ein Bereich einer lokalen Schädigung der Haut und des darunterliegenden Gewebes. Das Dekubitalgeschwür wird auch Druckgeschwür, Wundliegegeschwür oder jeweils -ulkus genannt. Gleichbedeutend ist auch die Bezeichnung Dekubitus (lat., vergleiche Abschnitt Etymologie).Die Dekubitalgeschwüre können Pflegefehler sein und werden deshalb auch als Gradmesser der Pflegequalität gewertet.

Dilatation des Herzmuskels
Die dilatative Kardiomyopathie ist eine krankhafte Erweiterung (Dilatation) des Herzmuskels, besonders des linken Ventrikels. Durch einen systolischen Pumpfehler kommt es zum fortschreitenden Verlust der Auswurfleistung.

Diurese
Der medizinische Ausdruck Diurese bezeichnet die Harnausscheidung durch die Nieren. Diese beträgt beim Menschen etwa einen bis eineinhalb Liter pro Tag.

Dysenterie
Als Dysenterie (veraltete dt. Bezeichnung Ruhr, Syn. bakterielle Enteritis) wird im engeren Sinne eine entzündliche Erkrankung des Dickdarms bei einer bakteriellen Infektion (Bakterienruhr) bezeichnet. Im weiteren Sinne werden darunter auch Durchfallerkrankungen auf der Grundlage von Infektionen mit Parasiten (z. B. Amöben, Lamblien) oder Viren verstanden.

Dyspepsie
Dyspepsie wird als Oberbegriff für alle möglichen Formen von Störungen der Verdauung verwendet, denen völlig unterschiedliche Ursachen zugrunde liegen können.

Dyspnoe
Als Dyspnoe wird eine als unangenehm empfundene, erschwerte Atemtätigkeit bezeichnet, wobei Ursachen, Wahrnehmung und Folgen dieses Symptoms sehr unterschiedlich sein können.

Ektropion
Auswärtskehrung, Umstülpung einer Schleimhaut (z. B. der Lippen, des Augenlides).

Emphysem
Als Emphysem wird in der Medizin ein übermäßiges oder an ungewohnter Stelle aufgetretenes Vorkommen von Luft bezeichnet.

Endokarditis
Die Endokarditis ist eine Entzündung der Herzinnenhaut (Endokard), die die Herzhöhlen und den herznahen Anteil der Arterien und Venen auskleidet und auch die Struktur der Herzklappensegel bildet. Grundsätzlich kann jeder Mensch an einer Endokarditis erkranken, und unbehandelt ist der Krankheitsverlauf meist tödlich. In Westeuropa ist die Endokarditis bei herzgesunden Menschen selten geworden und seit der Einführung von Antibiotika auch behandelbar. Eine erhöhte Gefahr, an einer Endokarditis zu erkranken, besteht jedoch bei Menschen mit angeborenen oder erworbenen Herzfehlern(insbesondere nach Herzklappenersatz).

Endometriose
Endometriose ist eine häufige gutartige, aber oft schmerzhafte, chronische Erkrankung von Frauen, bei der Gebärmutterschleimhaut (Endometrium) außerhalb der Gebärmutterhöhle (ektop) vorkommt.

Endoskopie
Vorgang, bei dem der Arzt Organe und Innenräume des Körpers untersucht, indem er eine sehr kleine Kamera einführt.

Enterokolitis
Entzündung der Schleimhäute von Dünn- und Dickdarm, auch Enteritis.

Enuresis
Einnässen, also das ungewollte Urinieren. Es ist zu unterscheiden zwischen dem nächtlichen Einnässen (Enuresis nocturna, Bettnässen) und dem Einnässen am Tage (Enuresis diurna).

Epigastrium
Das Epigastrium beschreibt die Bauchregion zwischen Rippenbogen und Bauchnabel. Sie wird daher auch als Oberbauch sowie einschränkender als Magengrube bezeichnet.

Epicondylitis
Erworbener, schmerzhafter Reizzustand der Sehnenansätze von Muskeln des Unterarms, die an den beiden Knochenvorsprüngen oberhalb des Gelenkknorrens (Epicondylen) am distalen Teil des Oberarmknochens entspringen.

Erysipel (wörtliche Bedeutung: gerötete Haut)
Bakterielle Infektion der oberen Hautschichten und Lymphwege. Zeigt sich als scharf begrenzte starke Rötung. Das Erysipel geht von kleinen Hautverletzungen aus und tritt meist im Gesicht, an Armen oder Beinen und seltener am Nabel auf. Andere Bezeichnungen für das Erysipel sind Wundrose und Rotlauf.

Exophthalmus
Der Exophthalmus (Synonyme: Protrusio bulbi, Ophthalmoptose, Ophtalmopathie, im Volksmund „Glubschaugen") ist das pathologische Hervortreten des Augapfels aus der Augenhöhle (Orbita).

Exostose
Unter Exostose (von lat. ex „heraus" und os „Knochen") versteht man eine abgegrenzte Zubildung von kompakter Knochensubstanz (Compacta) mit Wachstum nach außen (Volksmund: „Überbein").

Exsudation
Absonderung eiweißreicher Flüssigkeiten im Rahmen entzündlicher Prozesse.

Faszien
Faszien (aus dem Lateinischen: „Band, Bündel, Verbund“) bezeichnet die Weichteil-Komponenten des Bindegewebes, die den ganzen Körper als ein umhüllendes und verbindendes Spannungsnetzwerk durchdringen. Hierzu gehören alle kollagenen faserigen Bindegewebe, insbesondere Gelenk- und Organkapseln, Sehnenplatten (Aponeurosen), Muskelsepten, Bänder, Sehnen, Retinacula (sogenannte „Fesseln“ beispielsweise an den Füßen), sowie die „eigentlichen Faszien“ in der Gestalt von flächigen festen Bindegewebsschichten, wie die Plantarfaszie an der Fußsohle.

Feigwarzen
Bei Condylomata acuminata – auch unter dem Begriff Feigwarzen, Feuchtwarzen und Genitalwarzen bekannte Warzen – handelt es sich um eine Viruserkrankung. Sie sind neben Herpes und Chlamydien eine der häufigsten sexuell übertragbaren Erkrankungen.

Fersensporn
Der Fersensporn (synonym Kalkaneussporn bzw. Calcaneussporn, von lat. calcaneus, Ferse(nbein); Fasciitis plantaris) ist eine dornartige, verknöcherte Ausziehung des Fersenbeins, die sich durch Reizung entzünden und dann Schmerzen verursachen kann.

Fibrome
Das Fibrom ist eine gutartige mesenchymale Geschwulst, die durch Wucherung von Fibrozyten entsteht. Echte Fibrome treten häufig in der Haut von Armen und Beinen als eine bis zu 1 cm große rundliche Vorwölbung auf.

Fibrös
Dicht ineinander gefilzt

Glandula parotis
Die Ohrspeicheldrüse (auch Parotis oder Glandula parotidea) ist bei höheren Wirbeltieren die größte Speicheldrüse im Kiefer-

Mundbereich. Sie unterscheidet sich von den anderen Mundspeicheldrüsen durch ihre Größe, Lage sowie die Zusammensetzung des Speichels, den sie produziert.

Glaukom

Das Glaukom, auch Grüner Star genannt, ist eine der häufigsten Erkrankungen des Sehnervs. Charakteristisch ist ein kontinuierlicher Verlust von Nervenfasern, was am Sehnervenkopf bzw. an der Austrittsstelle des Sehnervs (Papille) bei fortgeschrittenem Krankheitsverlauf als zunehmende Aushöhlung (Exkavation) sichtbar wird. Als Folge entstehen charakteristische Gesichtsfeldausfälle (Skotome) und im Extremfall eine Erblindung des Auges. Als wichtigster Risikofaktor wird ein zu hoher Augeninnendruck angesehen.

Hämaturie

Unter einer Hämaturie wird das vermehrte Vorkommen von roten Blutkörperchen (Erythrozyten) im Urin verstanden.

Hämoptyse

Form des Bluthustens. Ursächlich ist der Austritt von Blut aus dem Gefäßsystem in das Lungengewebe.

Hämorrhagie

Eine Blutung, auch Hämorrhagie genannt, ist das Austreten von Blut aus einem beliebigen Bereich der Blutbahn bzw. des Blutkreislaufs. Blutungen können nach außen aus dem Körper austreten oder nach innen in den Körper (innere Blutung) einbluten und einen Bluterguss bilden. Sie sind aus allen Gefäßen des Körperkreislaufs oder des Lungenkreislaufs möglich.

Herzklappenstenose

siehe Aortenstenose

Herzinsuffizienz
Herzinsuffizienz ist die krankhafte Unfähigkeit des Herzens, die vom Körper benötigte Blutmenge ohne Druckanstieg in den Herzvorhöfen zu fördern.

Hydrocephalus
Ein Hydrocephalus ist eine krankhafte Erweiterung der liquorgefüllten Flüssigkeitsräume (Ventrikel) des Gehirns. Er wird auch Wasserkopf genannt.

Hydrothorax/Serothorax
Der Hydrothorax ist eine Ansammlung seröser Flüssigkeit im Brustraum. Im Regelfall erfolgt sie im Pleuraspalt und wird dann als Pleuraerguss bezeichnet.

Hyperämie
Eine Hyperämie ist ein übermäßiges Blutangebot in einem Organ oder Gewebe, meistens bedingt durch Gefäßweitstellung.

Hyperazidität
Als Hyperazidität bezeichnet man die übermäßige Produktion von Salzsäure im Magen, die zu einer Übersäuerung des Magensaftes führt. Hyperazidität ist keine eigenständige Erkrankung, sondern eine funktionelle Fehlregulation, die durch endokrinologische (Gastrin) oder exogene Einflüsse (z.B.Rauchen, Alkohol, Fehlernährung, Stress) entsteht.

Hypertensiv
Blutdrucksteigernd, durch hohen Blutdruck ausgelöst

Hypochondrium
Der Raum unter den Rippen, wird nach oben zu vom Zwerchfell abgeschlossen, während seine Grenze nach unten und vorn durch den Rippenbogen bezeichnet wird.

Hypogastrium
Untere Bauchgegend, beginnt zwei Finger breit unterhalb des Nabels und reicht bis zur Schambeinfuge; hypogastrisch, auf den Unterleib bezüglich.

Ileozökalregion
Übergangsbereich vom Dünn- zum Dickdarm.

Intermittierend
lat. intermittere = unterbrechen, aussetzen

Intermittierendes Fieber
Stundenweise Fieberanfälle im Wechsel mit fieberfreien Intervallen.

Iridektomie
(griech. „Ausschneiden der Iris/Regenbogenhaut“) bezeichnete im 19. Jahrhundert eine Augenoperation, die darin bestand, dass man durch einen 4 bis 6 mm langen Einstich am Rande der Hornhaut mit einer Pinzette in die vordere Kammer einging, die Iris am Pupillarrand oder nächst ihrer Verwachsung mit der Hornhaut fasste, hervorzog und außerhalb der Hornhaut mit einer Schere abschnitt.

Kardial
"Das Herz betreffend" oder "durch das Herz bedingt"

Karies
Lat. caries „Morschheit“, „Fäulnis“

Katarakt oder grauer Star
Trübung der Augenlinse

Katheterisation
Katheter sind Röhrchen oder Schläuche verschiedener Durchmesser aus Kunststoff, Gummi, Silikon, Metall oder Glas, mit denen Hohlorgane wie Harnblase, Magen, Darm, Gefäße, aber auch Ohr

und Herz sondiert, entleert, gefüllt oder gespült werden können. Das Einführen eines Katheters nennt man Katheterisierung oder Katheterisieren.

Keloidbildung = Narbenwucherung
Das Keloid ist ein durch überschießendes Wachstum von Fibroblasten entstehender, das Hautniveau überragender gutartiger Tumor, der nach Verletzungen, Operationen oder auch als Spontankeloid auftreten kann und als ein gestörter Heilungsprozess anzusehen ist. Menschen dunkler Hautfarbe sind häufiger betroffen als hellhäutige.

Knochenkaries
Knochenfraß

Koagulation
In der Medizin versteht man darunter die Gerinnung von Blut oder Lymphe. Blutgerinnung.

Kongestiv
Unter Blutandrang, auch Kongestion (lat. congẹrere, „anhäufen“) genannt, versteht man die Zunahme der Blutmenge in bestimmten Gebieten des Körpers.

Leukorrhoe
Leukorrhoe ist der offizielle Name für eine sehr alltägliche Erscheinung: dicker weißgelber Ausfluss aus der Scheide. Es wird auch Weißfluss genannt.

Luxation
Eine Luxation oder Verrenkung ist ein vollständiger oder unvollständiger (Subluxation) Kontaktverlust gelenkbildender Knochenenden. Als luxierter Knochen wird immer der körperfernere Knochen bezeichnet. Eine Luxation stellt grundsätzlich eine schwere Schädigung eines Gelenkes dar.

Membran
Eine Membran (seltener Membrane, von mittelhochdeutsch Membrane „Pergament"; von lateinisch membrana „Häutchen" bzw. membrum „Körperglied") ist eine Trennschicht, eine dünne Haut.

Mastoiditis
Akute Entzündung im Warzenfortsatz (Processus mastoideus) des Schläfenbeines mit Knocheneinschmelzung. Die Mastoiditis ist eine Komplikation der akuten Mittelohrentzündung.

Meningen
Als die Hirnhaut (fachsprachlich die Meninx encephali, Plural Meningen) bezeichnet man die Bindegewebsschichten, die das Gehirn umgeben und in die Rückenmarkshaut übergehen, welche den Rest des Zentralnervensystems (ZNS) umgibt.

Meningitis
(deutsch: Hirnhautentzündung) ist eine Entzündung der Hirn- und Rückenmarkshäute, der Hüllen des zentralen Nervensystems (ZNS). Sie kann durch Viren, Bakterien oder andere Mikroorganismen verursacht sein, aber auch aufgrund nichtinfektiöser Reize auftreten.

Metastasierung
Als Metastase wird eine hypothetisch definierte Absiedlung eines bösartigen Tumors oder eines Infektionsherdes bezeichnet. Die lateinische Bezeichnung ist Filia (dt.: die Tochter) und bedeutet die Tochtergeschwulst. Metastasen im engeren Sinne bezeichnen Absiedlungen eines Tumors in entferntem Gewebe.

Mitralinsuffizienz, Mitralklappeninsuffizienz
ist in der Medizin ein beim Menschen und zumindest einigen Tierarten häufiger Herzklappenfehler. Es handelt sich um eine Schlussunfähigkeit oder „Undichtigkeit" der Mitralklappe des Herzens, die während der Auswurfphase (Systole) zu einem Rückfluss von Blut aus der linken Herzkammer in den linken Vorhof führt. Die

Mitralklappenstenose ist weltweit einer der häufigsten erworbenen Herzklappenfehler und betrifft Frauen häufiger als Männer. In den Industrieländern konnte die Inzidenz durch den konsequenten Einsatz von Penicillin bei Infektionen mit Streptokokken in der Vergangenheit deutlich abgesenkt werden, so dass sie dort heutzutage seltener auftritt als erworbene Aortenklappenstenosen und Mitralklappeninsuffizienzen.

Die **Mitralstenose** (syn. Mitralklappenstenose) ist ein Herzklappenfehler, bei dem die Öffnung der Mitralklappe eingeengt ist. Dadurch kommt es zwischen zwei Herzaktionen (während der Diastole) zu einer gestörten Füllung der linken Herzkammer.

Motorische Ataxie
(Unordnung, Unregelmäßigkeit) ist ein Oberbegriff für verschiedene Störungen der Bewegungskoordination.

Narkolepsie
Narkolepsie, im Volksmund auch „Schlafkrankheit" oder „Schlummersucht" genannt, gehört zur Gruppe der Schlafsüchte. Dabei liegt hier eine neurologische Erkrankung des Schlaf-Wach-Rhythmus vor. Zentrales Merkmal sind häufige Schlafattacken während des Tages, bei denen es zu einem plötzlichem Verlust der Muskelspannung bis hin zu vollständigem Tonusverlust und Stürzen der Betroffenen kommen kann (Kataplexie). Die Attacken dauern zwischen wenigen Sekunden bis zu einer halben Stunde. Hierbei kommt es zu einem plötzlichem Eindringen des REM-Schlafs in den Wachzustand.

Nekrose
Unter einer Nekrose, auch Nekrobiose (gr. „Absterben") genannt, wird in der Biologie und Medizin der am lebenden Organismus stattfindende pathologische Untergang einzelner oder mehrerer Zellen verstanden.

Neuralgie
Nervenschmerz, die erhöhte Tätigkeit der sensitiven Nerven, ohne dass eine abnorme Reizung den schmerzenden Nerven oder das Organ, in welchem der Nerv seine peripherische Endigung hat, träfe. Diese erhöhte Reizbarkeit ruft sehr leicht Reflexe auf andere Empfindungs- und Bewegungsnerven hervor, weshalb bei Neuralgien sehr häufig Mitempfindungen und Reflexbewegungen zustande kommen. Die vorzüglichsten Neuralgien sind die im Gebiet des dreiteiligen Nerven, Ciliarneuralgie (Neuralgia ciliaris).

Neurastheniker
Nervenschwächling. Mensch mit Neigung zu Störungen im vegetativen Nervensystem. Neigt zur vegetativen Dystonie.

Oligurie
Man spricht von einer Oligurie, wenn die von den Nieren produzierte Menge von Urin pro Tag weniger als 500 ml beträgt.

Ösophagusstenose
Eine Stenose ist eine Verengung von Blutgefäßen oder anderen Hohlorganen, hier der Speiseröhre (eingedeutscht auch Ösophagus).

Osteomalazie
Die Osteomalazie ist eine schmerzhafte Knochenerweichung bei Erwachsenen, meist durch einen Vitamin-D- oder Calcium-Mangel ausgelöst. Das der Osteomalazie entsprechende Krankheitsbild im Kindesalter ist die Rachitis. Durch eine unzureichende Mineralisierung der Knochengrundsubstanz kommt es zu dumpfen Schmerzen, teilweise zu schleichenden pathologischen Frakturen.

Osteoporose
Die Osteoporose ist eine häufige Alterserkrankung des Knochens, die ihn für Brüche (Frakturen) anfälliger macht. Die auch als Knochenschwund bezeichnete Krankheit ist gekennzeichnet durch eine Abnahme der Knochendichte durch den übermäßig raschen

Abbau der Knochensubstanz und -struktur. Die erhöhte Frakturanfälligkeit kann das ganze Skelett betreffen.

Parenchymatös

Parenchym (griech.: daneben, darauf; zwischen, unter) bezeichnet in der Biologie ein Grundgewebe, das eine bestimmte Funktion ausübt.

Parese, paretisch

(griechisch páresis „Erschlaffen") ist gleichbedeutend mit Lähmung. Oft wird das Wort jedoch einschränkend im Sinne von „inkomplette Kraftminderung" verwendet.

Pericard

Der Herzbeutel oder das Perikard ist ein bindegewebiger Sack, der das Herz umgibt und dem Herzen durch eine schmale Gleitschicht freie Bewegungsmöglichkeit gibt. Er enthält als Gleitmittel eine geringe Menge (beim Menschen 10–15 ml) seröser Flüssigkeit (Liquor pericardii).

Periost

Knochenhaut bzw. Beinhaut, medizinisch Periost, wird die den Knochen bedeckende bindegewebige Hülle bezeichnet. Sie umgibt den Knochen mit Ausnahme der Gelenkflächen und wird aus einer derben, faserigen Bindegewebsschicht gebildet, die dem Knochen fest anliegt.

Pleura

(von griechisch „Seite, Flanke, Rippe"), deutsch Brustfell, ist eine dünne seröse Haut, die
1. als Lungenfell (fachsprachlich Pleura visceralis oder Pleura pulmonalis) die Lungen überzieht sowie
2. als Brustfell im engeren Sinne (fachsprachlich Pleura parietalis) die Brusthöhle von innen auskleidet,

Präkordial
Vor dem Herzen

Pruritus
Juckreiz (lat. prurire = „jucken“) ist eine unangenehme Empfindung der Haut, die Kratzen provoziert. Oft ist der Juckreiz das Symptom für eine Erkrankung.

Ptosis
Ptosis nennt man in der Augenheilkunde das vollständige oder auch teilweise Herabhängen eines oder beider oberen Augenlider. Seltener bezeichnet der Begriff Ptosis in der Inneren Medizin eine Verlagerung von inneren Organen nach unten, somit ist der Begriff Blepharoptosis für das Herabhängen des oberen Augenlids genauer.

Renal
die Niere(n) betreffend, zur Niere/den Nieren gehörend, sich auf die Niere(n) beziehend

Renaler Hochdruck
Bluthochdruck, der aufgrund einer Nierenerkrankung entstanden ist.

Röntgenstrahlung
Elektromagnetische Wellen mit Photonenenergien zwischen 100 eV und einigen MeV, entsprechend Wellenlängen zwischen 10−8 und weniger als 10−12 m. Röntgenstrahlen liegen im elektromagnetischen Spektrum zwischen dem ultravioletten Licht und der Gammastrahlung, mit der sie sich teilweise überschneiden. Die Röntgenstrahlung wurde am 8. November 1895 von Wilhelm Conrad Röntgen entdeckt und trägt ihren Namen im deutschsprachigen sowie fast im gesamten mittel- und osteuropäischen Raum zu seinen Ehren. In anderen Sprachräumen wird sie häufig mit dem von Röntgen ursprünglich selbst verwendeten Begriff X-Strahlen (engl. X-rays) bezeichnet.

Sakrum
Das Os sacrum ist ein keilförmiger Knochen, der aus 5 zusammengewachsenen Wirbelknochen, den Kreuzbeinwirbeln (Sakralwirbeln), besteht. Es ist ein Teil der menschlichen Wirbelsäule und bildet den hinteren Teil des knöchernen Beckens.

Sarkolemm
(griech. „Fleisch“) ist die allgemeine Bezeichnung für die Zellmembran der Muskelzelle. An ihrer Innenseite lagert sich das wichtige Protein Dystrophin an, das zur Stabilisierung der Zellmembran beiträgt. Das Fehlen von Dystrophin verursacht eine akute Muskelschwäche, wodurch Muskelgewebe durch Binde- und Fettgewebe ersetzt wird (siehe Muskeldystrophie). Außerdem bildet die Zellmembran röhrenförmige Einfaltungen, welche weit ins Sarkoplasma (entspricht dem Zytoplasma) reichen. Man nennt diese Einfaltungen Transversal-Tubuli (T-Tubuli).

Schleimhautaffektion
Affektion: Befall eines Organs oder eines Körperteils durch eine Krankheit

Schwertknorpel
Der Processus xiphoideus (das Xiphoid oder Schwertfortsatz, manchmal auch Schwertknorpel, von altgr. „Schwert“) stellt das knöchern-knorpelige untere Ende des Brustbeins dar. Manchmal ist es mit diesem über eine Knorpelbrücke (Synchondrosis xiphosternalis) verbunden.

Serös
Die Absonderung körpereigener, serumähnlicher Stoffe eines Organismus

Sepsis
Blutvergiftung, ist eine komplexe systemische Entzündungsreaktion des Organismus auf eine Infektion durch Bakterien, deren Toxine, Viren oder Pilze.

Sklerodermie
bedeutet wörtlich „harte Haut". Es handelt sich um eine Gruppe verschiedener seltener Erkrankungen, die mit einer Bindegewebsverhärtung der Haut allein oder der Haut und innerer Organe (besonders Verdauungstrakt, Lungen, Herz und Nieren) einhergehen. Die auf die Haut und das angrenzende Gewebe (Unterhautfettgewebe, gelegentlich auch Muskulatur und Knochen) beschränkte Form wird auch zirkumskripte Sklerodermie oder Morphea genannt. Die Sklerodermie gehört zu den sogenannten Kollagenosen, einer Gruppe von autoimmunen Bindegewebskrankheiten.

Skrofulose
(auch Skrofeln, von lateinisch scrofula = Halsdrüsengeschwulst) ist ein heute seltenes Leiden, das vorzugsweise Kleinkinder befällt. Früher wurde die Krankheit mit der Tuberkulose in Zusammenhang gebracht, neuerdings vermutet man jedoch eher eine Allergie als Ursache. Die befallenen Kinder weisen vielfältige chronische Entzündungen, zum Beispiel der Nasenschleimhaut, der Augenlider, der Bindehaut sowie der Halslymphknoten - und nicht selten eine rüsselförmige Lippenvorwölbung auf.
Als Skrofeln wurde im Mittelalter ein weitaus umfangreicheres Krankheitsbild bezeichnet, das auch verschiedene andere Hals- und Gesichtskrankheiten umfasste, die auch bei Erwachsenen auftraten und in einigen Landstrichen wohl endemisch waren.

Somnambulismus
auch als die Mondsucht (Lunatismus), das Schlafwandeln oder Nachtwandeln bezeichnet, ist ein Phänomen, bei dem der Schlafende ohne aufzuwachen das Bett verlässt, umhergeht und teilweise auch Tätigkeiten verrichtet. Somnambulismus ist eine Schlafstörung und

gehört zu der Untergruppe der Parasomnien.

Spinal
Die Wirbelsäule bzw. das Rückenmark betreffend

Stase
(griech. „Stauung“, „Stockung“)
Stau einer ansonsten bewegten Körperflüssigkeit oder eines Inhaltsstoffes von Hohlorganen.

Stupor
Stupor ist ein Starrezustand des ganzen Körpers bei wachem Bewusstsein. Bewegungen werden nicht oder nur sehr langsam ausgeführt. Nahrung und Flüssigkeit werden nicht oder bestenfalls unter intensiver pflegerischer Hilfe aufgenommen. Es sind keine körperlichen oder psychischen Aktivitäten erkennbar, obwohl der betroffene Mensch Umweltreize wahrnimmt und verarbeitet. Trotz Wachheit reagiert er nicht auf Kommunikationsversuche (Mutismus); er wirkt starr und ausdruckslos bei extremer innerer Gespanntheit. Häufig kommt es zu Rigor, Fieber und vegetativen Symptomen.

Synovialis
Die Gelenkinnenhaut ist eine spezialisierte Schleimhaut, welche die Innenseite der Gelenke, Sehnenscheiden und Bursen auskleidet. Sie sezerniert den Gelenkschleim (Synovia).

Tabes dorsalis
Ausfall von Funktionen des Rückenmarks

Tachykardie
Ein anhaltend beschleunigter Puls auf über 100 Schläge pro Minute beim erwachsenen Menschen. Ab einem Puls von 150 Schlägen/min spricht man von einer ausgeprägten Tachykardie.

Tenesmus
Unter einem Tenesmus (Plural: Tenesmen) versteht man schmerzhaften Stuhl- oder Harndrang.

Thyreotoxikose
Als Hyperthyreose wird eine krankhafte Überfunktion der Schilddrüse bezeichnet, die sich in einer übermäßigen Produktion von Schilddrüsenhormonen äußert, so dass im Organismus ein entsprechendes Überangebot entsteht. Infolgedessen kann es zu einer Vielzahl von Krankheitserscheinungen wie beschleunigtem Herzschlag, Gewichtsverlust, Nervosität und Zittern kommen. Die häufigsten Ursachen der Hyperthyreose sind der Morbus Basedow, die Schilddrüsenautonomie und eine erhöhte Zufuhr von Schilddrüsenhormonen in Form von Medikamenten. Im Extremfall einer krisenhaften lebensbedrohlichen Überfunktion spricht man von einer „thyreotoxischen Krise“ (Synonym Thyreotoxikose, „Schilddrüsenhormonvergiftung“). Das Gegenteil der Hyperthyreose, ein Mangel an Schilddrüsenhormonen, wird als Hypothyreose (Schilddrüsenunterfunktion) bezeichnet.

Tibia (lat.)
Schienbein

Transversal
Das Wort transversal (von lat. transversus „quer“) steht für die Ebene senkrecht zur Körperlängsachse in der Anatomie.

Trikuspidalinsuffizienz
Leichte Formen der Trikuspidalinsuffizienz werden bei Ultraschalluntersuchungen des Herzens (Echokardiografie) recht häufig entdeckt und sind in der Regel harmlos. Schwere Formen erfordern eine genaue Abklärung. Meist ist die Trikuspidalinsuffizienz Folge einer Überdehnung des Halteringes der Trikuspidalklappe oder eines zu hohen Drucks in der rechten Herzkammer, die Klappe selbst wäre noch ausreichend funktionstüchtig. Dies bezeichnet man als

sekundäre Klappeninsuffizienz. Eine Trikuspidalinsuffizienz kommt darüber hinaus als einzelner angeborener Herzfehler vor oder tritt in Begleitung anderer angeborener Herzfehler oder als Folge von anderen angeborenen Krankheiten des Bindegewebes auf.

Trismus
Als `Trismus` (von griech. `trizein`, `knirschen`) bezeichnet man einen tonischen Krampf der Kaumuskulatur des Unterkiefers. Als Folge lässt sich der Mund gar nicht oder nur unter starken Schmerzen leicht öffnen, was als Kieferklemme und umgangssprachlich auch als `Maulsperre` bezeichnet wird.

Tuberkel
Ein Tuberkel ist in der Medizin und der Anatomie ein kleiner Höcker bzw. eine knotige Schwellung auf der Körperoberfläche.

Ulzeration
Unter ULzeration versteht man die Entwicklung eines Geschwürs, z. B. durch Verletzung der oberflächlichen Schicht von Haut oder Schleimhäuten.

Urämie
Das Wort Urämie kommt aus dem Griechischen und bezeichnet das Auftreten harnpflichtiger Substanzen im Blut oberhalb der Normwerte sowie das sich daraus entwickelnde klinische Bild einer Harnvergiftung, also Vergiftungserscheinungen durch so genannte Urämietoxine, die bei fortgeschrittener Nierenschwäche, einer so genannten Niereninsuffizienz, auftreten.

Urtikaria
Die Nesselsucht (Urtikaria) ist ein sehr häufig in Erscheinung tretendes Reaktionsmuster der Haut, das durch Quaddeln gekennzeichnet ist und durch verschiedenste innere und äußere Reize ausgelöst werden kann. Immunologische Phänomene, Allergien und/oder Unverträglichkeiten gegen Nahrungsmittel und Medikamente,

physikalische Reize der Haut durch Wärme, Kälte, Licht, Druck oder Wasser, aber auch psychischer Stress können Auslöser einer Urtikaria sein. Man unterscheidet akute (Dauer unter 6 Wochen) Urtikaria und chronische Urtikaria. Oft kann der Auslöser nicht sicher bestimmt werden.

Uterusfibrom
Uterus = Gebärmutter, Fibrom= Fasergeschwulst, d.h. ein Uterusfibrom ist eine langsam wachsende, vorwiegend aus gefäßreichem Bindegewebe bestehende gutartige Gewebeneubildung, die an den verschiedensten Stellen des Körpers vorkommen und bis Kopfgröße erreichen kann.

Vesikulärer Ausschlag
Ausschlag in Bläschenform , mit Bläschenbildung

Ziliarneuralgie
Neuralgie der Ziliarnerven; in Augapfel und Orbita, evtl. in die Umgebung ausstrahlende Schmerzen.

Zyanose
Als Zyanose bezeichnet man in der Medizin eine violette bis bläuliche Verfärbung der Haut, der Schleimhäute, der Lippen und der Fingernägel. Die besondere Tönung muss dabei nicht in allen genannten Bereichen gleichzeitig oder gleich stark auftreten. Die Zyanose kann, bei akutem Auftreten, Symptom für eine gefährliche bis lebensbedrohliche Störung des Organismus oder, bei längerem Bestehen, auch Leitbild für chronische Erkrankungen sein.

Bibliographie

Armin Seideneder: Mitteldetails der homöopathischen Arzneimittel, Materia Medica synthetica
Dr. Alok Pareek: Seminarmitschriften
Dr. med. Samuel Hahnemann: Organon 6 der Heilkunst
Dr. Prafull Vijayakar: Die Theorie der Unterdrückung
Dr. Manuel Mateu I Ratera: Erste Hilfe durch Homöopathie
Patricia Le Roux: Die Energie des Wasserstoffs
Peter Alex: Heilung Borreliosekranker mit Homöopathie
Rajan Sankaran: Struktur, Erfahrungen mit dem Mineralreich, Sankarans Tabellen
Stefan Reis: Homöopathische Behandlung von Verletzungen
William Boericke: Handbuch der homöopathischen Materia Medica

Über die Autorin

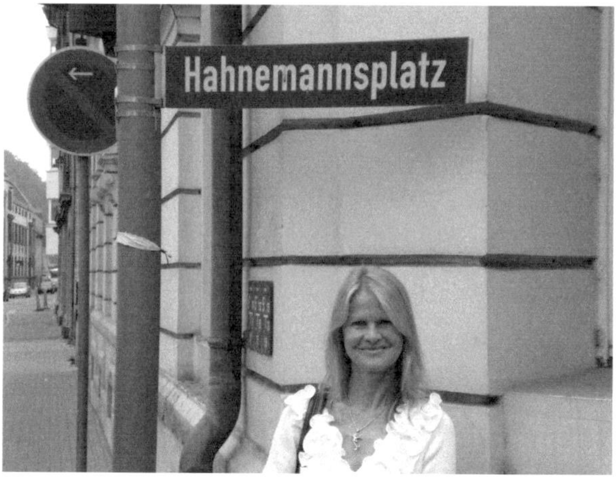

Cornelia Mallet, Heilpraktikerin, Jahrgang 1959, war Schülerin von George Vithoulkas, und betreibt seit 1997 eine erfolgreiche Praxis für Klassische Homöopathie in Furth bei Landshut und in Taching am See/Chiemgau.

Weitere Fortbildungen bei Henny Heudens-Mast, Dr. Prafull Vijayakar, Dr. Rajan Sankaran, Dr. Mahesh Gandhi, Dr. Jan Scholten, Dr. Willi Neuhold und Michal Yakir.

Seit 2002 unterrichtet sie Klassische Homöopathie an verschiedenen Heilpraktikerschulen und bei ihrem Heilpraktikerverband.

Weiterhin führt sie Patienten zu den Delphinen. Das Schwimmen mit freien Delphinen kann nicht nur Schmerzlinderung, sondern auch eine Erlösung von seelischen Schmerzen bewirken.

Auf dem Bild sehen Sie die Autorin vor dem Geburtshaus Hahnemanns in Meißen.

Weitere Infos erhalten Sie unter: www.praxiscorneliamallet.de